滑溜食療的慢老奇蹟

增強免疫×遠離三高×預防失智

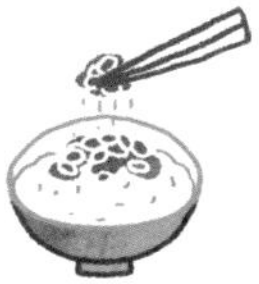

一天吃一份，讓你從根本變年輕

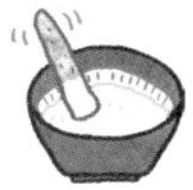

都築仁子／監修
渡邊泰雄·石毛敦／著
S.S.／譯

推薦序

平時多攝取黏多醣，邁向健康長壽

臺灣大學生化科技學系 教授
林璧鳳

當40年前因緣際會在同時期赴日留學，現任農業科技研究院院長陳建斌博士問我，是否可以為這本書寫序時，我就一口答應，因為這本書提到的食物，正是我一直深感興趣的食材！身為營養研究與教育者，提倡均衡飲食以維持國人健康，預防慢性疾病的發生，是預防醫學很重要的一環。

然而，除了利用營養素來維持身體各功能正常運作，避免因缺乏而造成疾病外，有些飲食成分具備保健功能，雖然缺乏時不會有明顯的病症，但是，攝取充足對身體的正常功能會有加分的作用。這是目前研究已知，也被認可的觀念。例如蔬菜水果類含豐富的植化素（phytochemical），具抗氧化作用，其中，黃豆的異黃酮（isoflavones）被認為是植物雌激素，可紓緩更年期症狀；葡萄的白藜蘆醇（resveratrol）被認為是法國人喝葡萄酒的優勢，即使是西方飲食，心血管疾病也只有美國人的⅓而已。這些食材，因為臨床實驗的設計和條件差異，雖然還沒有充分的一致性研究結果，來證實絕對有效。但是，以養生的觀念而言，提供了正面的選擇，適當攝取這類食物應該對健康有益。

醣類是我們身體能量的來源，尤其是葡萄糖、果糖、半乳糖都是單糖。雙糖是兩個單糖鍵結的蔗糖、麥芽糖和乳糖。寡糖是3～10個單糖鍵結，人體酵素無法消化而在大腸內被腸道菌分解，是有利於益生菌的益生質（prebiotic）。多醣則是超過10個以上的單糖鍵結而成，可簡單分為可被消化的澱粉和肝醣，以及不被消化的膳食纖維。

更複雜的多醣組成，會含有胺基酸或硫的成分，稱為黏多醣（mucopolysaccharide或glycosaminoglycan），因為具有很好的保水作用，在身體組成分作為潤滑作用，例如關節滑液，還有眼角膜保水性，皮膚、血管、心瓣膜、韌帶和肺的彈性，以及結締組織的細胞間的緊密度等，都需要黏多醣的成分，才能讓這些組織發揮正常的功能。

所以，本書的內容便是介紹多從食物中攝取到黏多醣，是日本傳統食材讓日本能成為在已開發國家中最長壽的民族。書中對日本傳統飲食型態哪些是富含黏多醣的食物，做了詳盡的介紹，然後分別敘述黏多醣的健康效果，包括提升免疫力、消除疲勞恢復元氣、改善血液指標、燃燒脂肪、維持體組成的水分等。深入淺出，容易理解，對黏多醣在身體中參與的生化反應複雜的功能，以科學普及的概念做了詳細的介紹。

作者提出黏多醣的健康功能，同時也憂心日本傳統的飲食型態，逐漸被西方食材取代後，年輕人的黏多醣攝取大不如前，故寫此書提出維持攝取富含黏多醣食材的習慣，以黏多醣養生的呼籲。同樣地，台灣何嘗不是？記得小時候常會有的食物，尤其在鄉下，在溪邊隨時可摘採的蕨類蔬菜過貓，蒜炒或涼拌即是日常菜餚；台語的麻芛又名麻薏，是黃麻嫩芽，在夏天盛產時煮湯或煮麻芛粥，總是能消暑解熱。這些都是當時受歡迎的食材，現今卻已經很少種植，在市面上更少在販售了，也因此減少了國人攝取富含黏多醣食材的機會。

因此，本書介紹了許多富含黏多醣的食物，讓大家了解黏多醣豐富的食物來源，希望黏多醣的攝取有助於改善日益增加的文明病。除了書中介紹的食材以外，台灣有些食材也有滑溜黏稠的成分，例如絲瓜、莧菜、皇宮菜、龍鬚菜、山蘇、黑木耳、糯玉米等蔬菜，以及芭蕉、芭樂（籽心部分）等水果，是日本較少見的食物，更值得推廣。

然而，滑溜黏稠的食物並不是能普遍被接受或喜愛的食材，孩童對黏滑食物也多有所排斥，例如富含黏多醣的秋葵，西方人就會用油炸去其黏稠感。因此，需要從小養成習慣滑溜黏稠的口感，比較能接受這類食物，否則一旦飲食習慣養成，就更難去選擇滑溜黏稠的食材作為日常攝取的食物了。

所以，希望經過本書的介紹，了解這些滑溜黏稠食材的好處，老少同時養成多攝取富含黏多醣的食物的飲食習慣。身體組成分黏多醣的充足，讓身體靈活，活動自如，自然能增進健康，減少身體不適或失能的狀態，讓健康平均壽命增長，便是國人之福！

前言

日本人的健康長壽來自滑溜溜食材

都築學園集團 總長
都築仁子

日本從很久以前便大量食用各種摸起來的手感，或是吃起來的口感都滑溜黏稠的食物。例如，山芋、芋頭、滑菇、海帶、裙帶菜、納豆等。

表面覆蓋著黏液、黏膜的生海鮮魚貝類也是其中一種。此外，還有許多精心製作的食物也出乎想像地滑溜黏稠。我稱這些為「滑溜溜食材」，我堅信這些「滑溜溜食材」與生俱來的能量是真實存在的。

日本在世界上是長壽國家的冠軍，世界各地的醫學和營養學的權威專家皆意識到日本人長壽源自於傳統日本料理，其組成的多種食物原料便是以「滑溜溜食材」為首。

為什麼「滑溜溜食材」有助於維持健康呢？詳細請參閱下頁渡邊博士和石毛博士的解說：「滑溜溜食材」的部分黏稠體與人的體內黏膜有著相同成分。

因此，積極攝取「滑溜溜食材」，可以強化黏膜受到保護或修復的效果。

另外，食材若是滑溜黏稠就有保護食材成分的功效，可以將有益健康的營養物質有效地被吸收進人體內。

然而，很可惜地，由日本傳統料理方式撫育長大的日本人本來應該是健康的體質，但現在正處於危機之中。在這所謂的食物充足時代中，苦於前所未見的疾病和身體不適的人正在逐漸增加。

這就是為什麼我認為日本人應該重新看待從過去長年累月的食物經驗中，獲得的健康來源「滑溜溜食材」，並將其納入日常飲食中。

衷心祝福擁有此書的人都能因為「滑溜溜食材」保持健康。

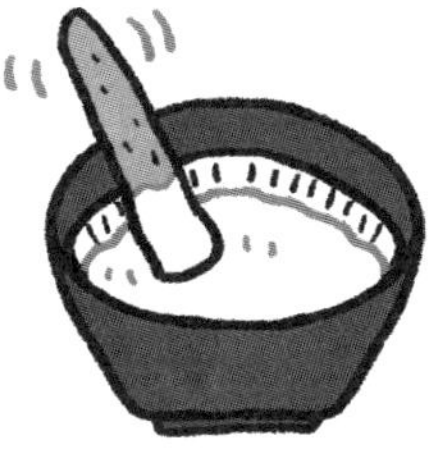

將食材分類一覽表貼在看得到的地方

為了充分受惠於滑溜溜食材帶來的「健康效果」，每天就算少量也持續食用是很重要的。即使是目前為止沒有吃過滑溜黏稠食物的人，為了健康，建議有意識地開始食用滑溜黏稠的食物。對日本人來說，這是從古早就很熟悉的食材，因此應該沒有那麼困難。

以下幾個是每天持續食用考量的重點。

一、養成吃滑溜溜食材的習慣

傳統的日式旅館早餐，可能大多會想到像一幅畫般地包括白米飯、味噌湯、納豆、海藻和生雞蛋的「日式套餐」。

其中，納豆和海藻就是滑溜溜食材。與日式旅館早餐一樣，就算在一般家裡，早餐被認定是一盒「納豆」或一盒「醋漬海蘊（沖繩特有海藻品種）」，已成為一種習慣。舉例來說，可以下定決心「午餐便當外再加一份海藻沙拉，來增加滑溜溜食材的攝取」，養成習慣。

二、留心注意滑溜溜食材

滑溜溜食材聽起來是一個單名，其實包括了很多種食材。了解有哪些食材，並經常注意這些食材，才能在不知不覺中，增加越來越多的攝取機會。本書在接下來兩頁，整理出容易閱讀的「滑溜溜食材分類一覽表」。將這「滑溜溜食材分類一覽表」貼在冰箱上或其他容易看得到的地方，三不五時地看一看，就會自然而然地記在腦意識之中了。

本書收錄中的「滑溜溜食材分類一覽表」將食材分門別類整理，請一定要在準備菜色時參考。

蔬菜類

蘆薈、明日葉、秋葵、黃柏、葛根、蒟蒻、蓴菜、奇亞籽、杜仲葉、皇宮菜、韭菜、大蒜、茭白筍、食用百合、蕗蕎、蓮藕、蔥類（紅蔥頭、洋蔥、白洋蔥、蔥）、黃麻嫩芽（台語麻薏）、紅鳳菜

薯類

芋頭、山藥（天然薯、山芋、大和芋、長芋）

菇類

金針菇、杏鮑菇、銀耳、黑木耳、香菇、鴻喜菇、滑菇、秀珍菇、舞菇、松茸、洋菇

水果類

柿子、香蕉

滑溜溜食材分類一覽表

醱酵食品

納豆

穀物類

大麥、藜麥、蕎麥、薏仁、小麥、糯米、大麥糯米、年糕

海藻類

昆布、籠目昆布、銅藻（秋田銅藻、神馬藻）、天草、海苔、鹿尾菜、海藻、海蘊（沖繩特有海藻品種）、海帶、黑布褐藻

海鮮魚貝類

竹筴魚、糯鰻魚、鮑魚、烏賊、沙丁魚、鰻魚、蝦、鰩／魟總目、鰈魚、鰹魚、沙腸仔、水母、鯖魚、鮭魚、秋刀魚、白魚、鱸魚、章魚、鯛魚、白帶魚、鱈魚、黑棘鯛、泥鰍、海參、鯡魚、喉黑／赤鯥、青甘魚、鯊魚鰭魚翅、河豚、鮪魚／鮪魚肚

其他

蛋白、燕窩、鱉

滑溜溜食材
就是這麼厲害！

5大優點

簡單來說就是「身邊隨處可得的食材」。
能以平常心持續食用就是最大優點。

優點 1

就算每天吃 也不會膩！

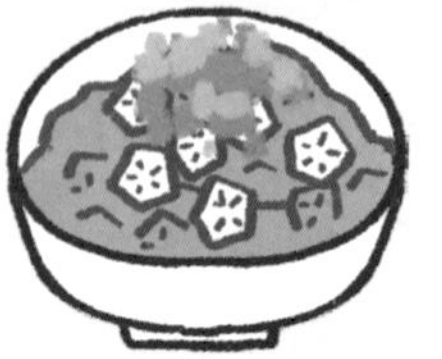

滑溜溜食材大多都是
日本自古以來就有的食材，
因此天天持續吃都不會膩。

優點 2

就算每天都吃，家庭開銷沒負擔！

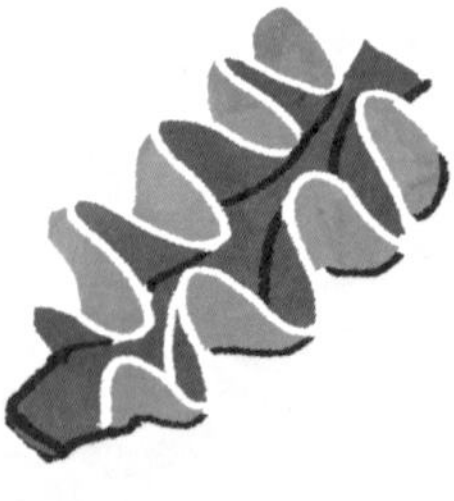

納豆營養豐富，三盒只需100日圓，
令人滿意的高CP值。

即使沒有胃口，
也可輕鬆滑溜入口！

炎熱夏日時，感到不適時，
或是食慾不振時，只需滑溜滑溜地通過喉嚨，
身體就可以得到營養補給。

優點
3

優點
4

直接食用，
無須麻煩料理！

大多是可以直接食用的食材，
就算沒有精心烹調也很美味，
一點都不麻煩。生活忙碌時更是得救了！

優點
5

一年365天，
不管到哪裡都買得到！

就近的超市便利商店都買得到，
像是理所當然的存在，實在很方便！
這是很棒的優點！

滑溜溜食材
就是這麼厲害！

5大健康效果

支持著日本人「健康長壽」的是
「滑溜溜食材」的「五大健康效果」。

效果
1

打造不服輸的體力，
讓低弱的免疫力回升！

不讓病毒有機會靠近，又可以對抗過敏，
都是因為「滑溜溜食材」
可以強化人體所有的黏膜組織。

效果
2

疲倦消失，
從疲憊狀態中恢復體力！

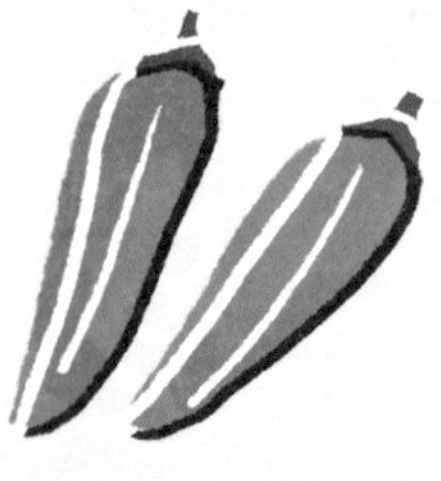

明明睡得很多，但還是……
從此向這樣的「倦怠感」、「沉重感」說再見。
食用「滑溜溜食材」，
讓體內湧出源源不絕的健康能量。

效果 3

血管年齡變年輕，
血液流動順暢了！

從外觀看不出人體體內的
血液流動是否順暢，
因此交給「滑溜溜食材」的
健康能量來守護。

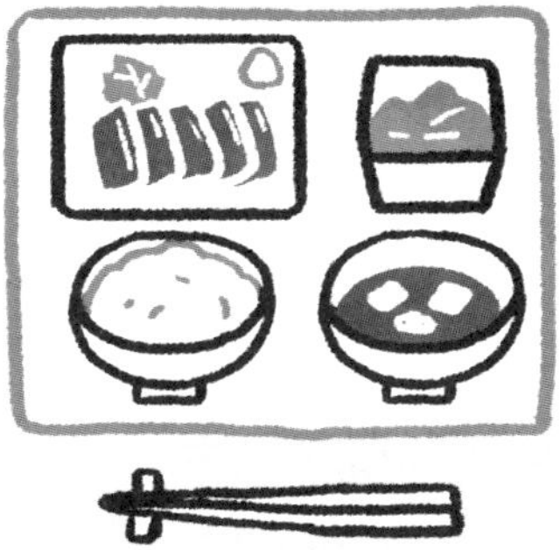

效果 4

遠離代謝症候群，
燃燒脂肪！

小腹凸出的元凶，食用「滑溜溜食材」，
有效率地消耗難以減除的內臟脂肪，
並燃燒脂肪，打造不容易發胖的體質。

效果 5

滋潤體內，
保持充沛水分！

人類體內有六成是水分，水分是很重要的。
讓每個細胞都得到滋潤，
打好年輕與健康活力的基礎。

目錄

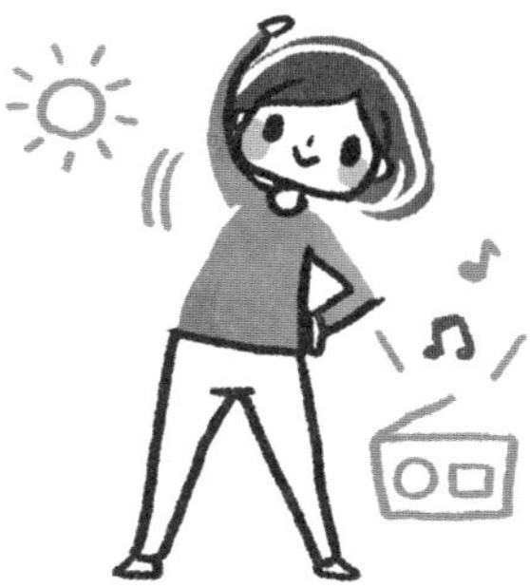

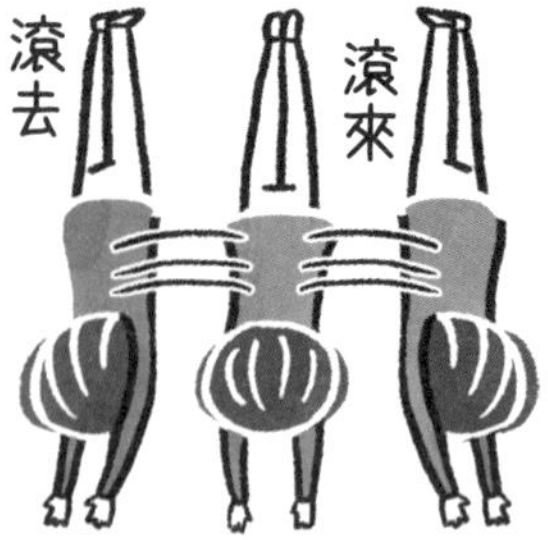
滾來
滾去

第3章 滑溜溜食材的食用方法及保存方法

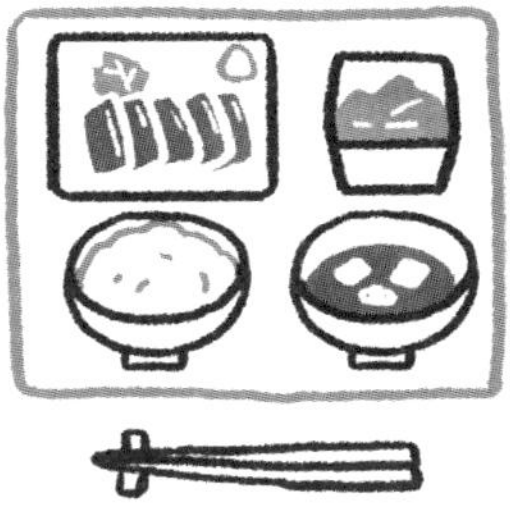

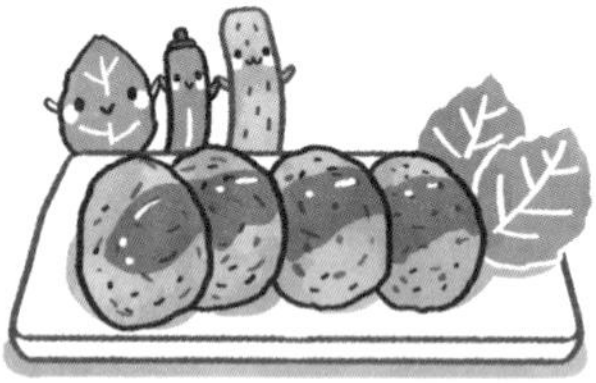

第4章 附錄 有益身體的滑溜溜食材食譜

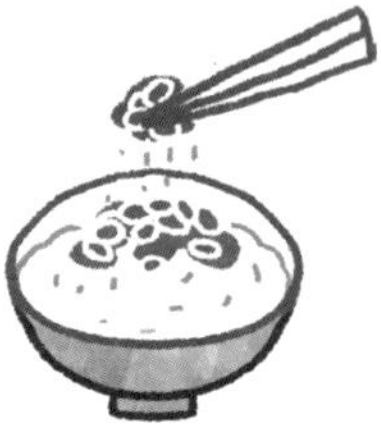

第1章

一天一份滑溜溜食材，健康慢老！

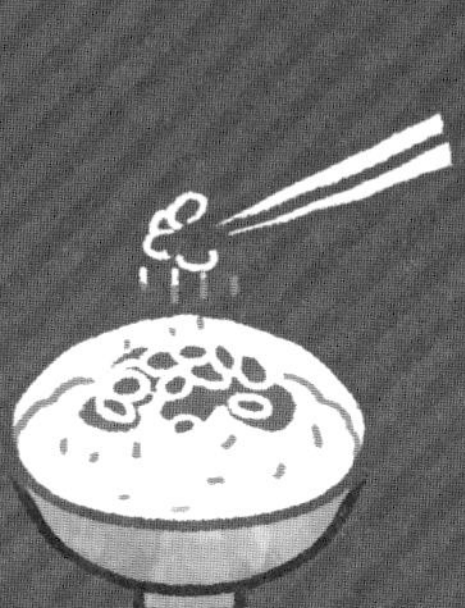

長壽的祕密來自滑溜溜食材的神奇力量

許多人都知道日本是世界上壽命最長的國家之一。若是看平成26年（西元二〇一四年）的男女平均壽命，相對於當時世界平均壽命為71歲，日本平均壽命為84歲，從去年就維持著世界第一的記錄。尤其是女性為87歲更是世界第一，男性為81歲則排名世界第三（女性在健康壽命方面排名世界第二）。日本成為長壽之國的原因受到各領域的調查研究，被認為是完善的醫療體系、高齡者也持續勤勉工作，以及社會的高教育程度建立起的基礎。

讓我們從生理學的觀點來看「長壽的神奇力量」吧。近年來，基礎醫學研究揭示了「長壽基因」的存在。了解「長壽基因」是如何讓人類保有健康，也是導致「長壽」的關鍵。

首先是必須抑制「過量活性氧」的產生。

若說起「活性氧」，可能會被認為是萬惡之物，但其實「活性氧」是生物人體的正義同盟者，因為「活性氧」可以抑制癌細胞或異常細胞的增生繁殖。然而，活性氧有時候卻會突然異常激活，在這異常狀態時，就算健康的年輕正常細胞也無法免於損毀破壞。同樣地，「免疫細胞的異常激活」也是破壞「長壽基因」的原因之一。雖然有句常見的廣告流行語「增強免疫力」，但免疫功能的異常激活反而是癌症和風濕病等疾病的導因。也就是說，有抗氧化作用和免疫調節作用存在，才能賦予「長壽基因」健康力量。

此時就是讓滑溜溜食材登場的時候了。滑溜溜食材內含具有抗氧化作用的褐藻醣膠（fucoidan）。食物內含的褐藻醣膠與藥物產品不同，即使攝取過量也可以被消化，可以安心服用。此外，滑溜溜食材有助於消化道黏膜異常時的重整，清整主要存在於腸道的「皮耶氏體Peyer's patch（免疫調節組織之一）」，恢復腸道健康免疫力，提升低落的整體免疫機制，並抑制過度的激活作用。換句話說，滑溜溜食材讓「長壽基因」處於可以發揮力量的狀態。

滑溜溜食材讓人保持青春與健康

根據日本老年醫學會在平成27年（西元二〇一五年）發表的報告內容「相較於10～20年前，65歲以上高齡者的身體機能或健康水平確實受到改善」，該臨床調查研究中的分析對象包括男性及女性。

為什麼會得出這樣的結果呢？主要原因之一是「飲食教育」。

大約70年前的第二次世界大戰期間，許多日本人因糧食短缺而喪失生命，營養狀態變得極為貧乏。戰後，日本飲食文化與美國肉食文化或速食文化融合一起，「營養方面」有了顯著改善，比戰前及戰爭時期要好得多。當時正在發育成長期的嬰兒潮世代，很幸運地在「營養方面」受惠，這是從日本老年協會的一項調查得知的差異結果。

然而，「日本飲食文化和西方飲食文化」的融合隨著時間推進，逐漸演變成「西方飲食文化」位居優勢。這種優勢帶來的潮流對日本人健康程度的影響在20年後更顯著。

平成17年（西元二〇〇五年）6月頒布了適合日本的「食育基本法」。近年來被重新評價的日式飲食就像是富含滑溜溜食材的寶庫。

在陽光燦爛普照的沖繩，長壽者即使在炙烈陽光下，也都能「青春、健康」地活動。這年輕活力的來源，可能是吃了很多像海藴（沖繩特有海藻品種）這種以海藻類，或是海鮮魚貝類為主的食物，沖繩自古以來的琉球飲食就使用了多種滑溜溜食材。但是，近年來沖繩年輕世代可能是受到速食文化的影響，健康壽命有縮短的現象。

「滑溜溜食材」是日式飲食的基礎，可保持青春與健康，本書將說明原因。

食育基本法（2005年6月10日制定）

①作為生活的基礎，也是智育、德育和體育的基礎。

②透過各種經驗，獲取「食物」相關知識，以及建立選擇食物的能力，培養出可以實踐健康飲食生活的國民。

欠缺珍惜食物的心
營養／均衡偏差飲食以及不規則飲食的增加

肥胖與生活習慣疾病的增加　過度減肥的意志　海外進口食品的依賴
食品安全問題的發生　傳統飲食文化的喪失

滑溜溜食材的本質是「黏多醣」

滑溜溜食材的本質是黏液樣（mucoid）或黏液素（mucins）的多支鏈狀並含有蛋白質的多醣類。

也稱為「黏多醣」。（唾液中也含有的黏液素，是蛋白質結合糖的化合物，有時與黏多醣不同）。「黏（muco）」是「黏液（mucus）」的簡寫。黏多醣廣泛分佈在動物體內，是消化道、血液和皮膚等的構成成分，為保有「年輕活力與健康」發揮積極效用。植物之中也存有著黏稠成分。植物的黏稠成分的本質與動物略有不同，是一種不含氮氫基（稱為胺基糖）的多醣類。

如大家所知，糖有葡萄糖和果糖，以複數型式時，會變成雙糖或多醣。

黏多醣也稱為蛋白聚醣（proteoglycan），分為酸性黏多醣和中性黏多醣。

酸性黏多醣包括軟骨素硫酸鹽（chondroitin sulfate）、肝素硫酸鹽（heparan sulfate）、肝素（heparin）、角質素硫酸鹽（keratan sulfate）等成分；中性黏多醣包括玻尿酸（hyaluronic acid）等成分。另外，黏多醣有時與脂質複合，有時與蛋白質和脂質兩者複合。

或許可能已有聽聞，用來潤滑

滑溜溜食材的內含成分

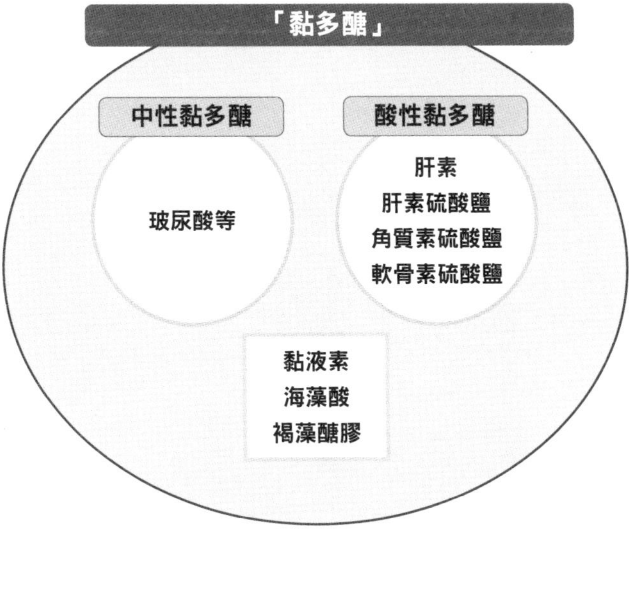

膝蓋的軟骨素硫酸鹽，或是被用在化妝品等作為保濕成分的玻尿酸，都屬於黏多醣。人體中的黏多醣會隨著年齡的增長而減少。

黏多醣是體內水分的儲存庫

如果考量一下我們的身體組織，您會注意到口腔中的黏膜、唾液、血液和其他體液都是由黏稠的成分組成的。這是因為作為黏膜組織成分的黏多醣，具有將體內水分儲存起來的作用。

有種說法是，身體的健康、青春與體內保持水分的能力有密切關係。古代哲學家亞里斯多德的名言「衰老乃是逐漸乾枯的過程」。也就是說，即使過度地補給水分，如果體內沒有「儲存庫」儲存水分，特地補給的水分也只是通過身體而被排出。黏多醣就是扮演著這種儲存庫的角色。

保住隨著年齡增長而流失的體內水分

讓人感到失落的是，有助於將水儲存在體內的黏多醣從20多歲便開始減少，接著體內的水分也會逐漸減少，這就是衰老的原因。

如果觀察體內水分百分比隨著年齡增長的變化，您會發現，與出生時的0歲相比，30歲時期的體內水分比例已經降低至嬰兒時期的六成。從衰老的意義上來說，從20歲的後期，衰老已經在體內開始進行。

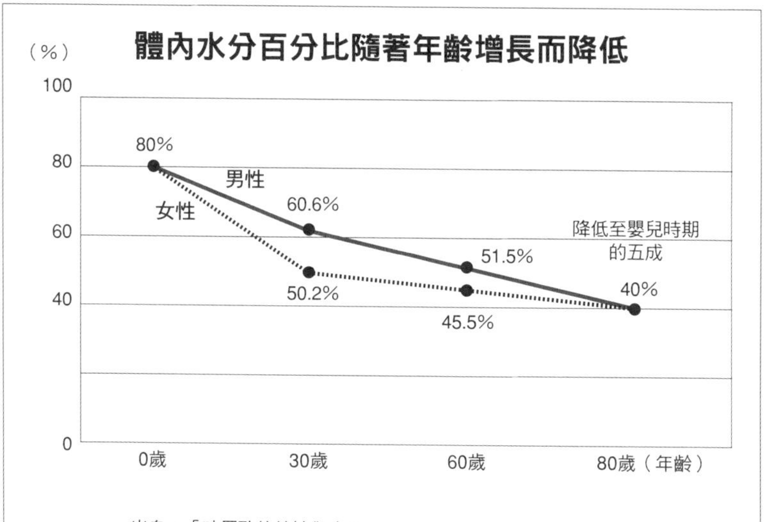

出自：「玻尿酸的特性與應用」Fragrance Journal No.56 (1982)

滑溜溜食材的最佳成分

滑溜溜食材具備的好處還有很多很多。

讓我們依照食物類別來看。例如，納豆是滑溜溜食材代表選手，用大豆藉由納豆菌醱酵而成的納豆，其中含有豐富的「納豆激酶（nattokinase）」成分。納豆激酶具有使血液流暢的功能，受到代謝症候群（metabolic syndrome）患者及潛在患者的密切關注。

滑溜溜食材代表成分之一，結合蛋白質和醣的黏液素以及水溶性膳食纖維的「海藻酸（alginic acid）」、「褐藻醣膠（fucoidan）」和「果膠（pectin）」。黏液素是含在山藥和秋葵中的滑溜黏稠成分，因此山藥吃起來具有黏滑的口感。至於食用方式，細切後直接食用就很美味，但是如果能將山藥磨碎並使其變成「黏稠」狀，會更增加山藥的黏稠特性。據說山藥對胃很溫和，因為山藥在黏稠時食用更能發揮有如黏膜般的功效。

另外，黏液素具有降血糖的作用，可以列入糖尿病患者的飲食療法中，對於預防糖尿病也有效。此外，秋葵的滑溜黏稠成分也與山藥具有相同的作用。

黏液素是原本存在於體內的成分，扮演重要的角色。黏液素不僅存在覆蓋胃壁的黏液中保護胃壁，也是用來滋潤眼睛、氣管和腸道表面來促進正常運作的黏液中主要的成分。

若每天攝取含有大量黏液素的滑溜溜食材，不僅整腸健胃也讓消化吸收的效率變好。

此外，具有提高免疫力效果的「褐藻醣膠」，可以改善高血壓動脈硬化的「海藻酸」，以及抑制膽固醇和血糖上升的「果膠」，也引起了人們的關注。

滑溜溜食材是由各種類型的多醣所組成。隨著醣的種類、鏈結方式和長度的不同，滑溜或黏稠膠糊的成分和性質也有所不同。接下來，讓我們談談各種成分及其對健康的益處。

體力衰弱時滑溜溜食材發揮功效

滑溜溜食材通常被視為增加體力耐力的食物，特別是山藥、鰻魚和秋葵似乎給人很強的滋補及增強體力的形象。確實在疲倦或虛弱時的理想營養食品——滑溜溜食材，對於預防夏季中暑也有功效。

但是，這種效果到目前為止，都被認為是祖母的智慧知識，現在重新成為探討焦點，也引起頂尖運動員的關注。

例如，在雅典奧運會上獲得銀牌的長塚智廣先生說「贏得勝利的飯食」就是納豆。

豐富的營養成分有助於增強體力！

滑溜溜食材中到底隱藏著什麼神奇力量呢？

滑溜溜食材不僅含有產生特殊口感的黏稠成分，也具有豐富的膳食纖維、各種維生素和礦物質。納豆含有豐富的維生素B_1，有益於緩解疲勞，恢復體力。因為大豆是一種原料，不僅可以攝取到優質的蛋白質，當然還含有維生素E、異黃酮（isoflavones）和鈣等營養成分。這些就是神奇力量的來源。

滑溜黏稠成分扮演著將這些神奇力量引導出來的角色。例如，黏液素具有激活細胞並促進蛋白質吸收的作用。細胞恢復活性了，蛋白質被有效吸收了，即可以從疲勞中恢復體力。

另外，黏液素含麩胺酸（glutamic acid）也是品質良好的蛋白質。天然麩氨酸是使細胞恢復活力，並有助於喚醒皮膚光澤的成分。此外，麩胺酸因為具有保護身體黏膜的功用，有助於增強因夏日熱疾病而虛弱的胃腸黏膜的作用，而改善了消化機能，在酷熱氣候或疲勞壓力下，腸胃疲弱不適時，發揮極佳功效。

吃滑溜溜食材，向代謝症候群說再見

擔心自己的小腹凸出、血糖、血壓和膽固醇，以及高血壓的人，是否以為代謝症候群只發生在男性身上？

其實最近女性罹患代謝症候群有增加的趨勢。

根據最新的調查數據，40～75歲之間的女性中，每五人有一人是代謝症候群。有些人儘管乍看之下很瘦，卻是積累了內臟脂肪的「假瘦代謝症候群」，需要小心！

滑溜溜食材中含有水溶性膳食纖維的黏液素及果膠，可以抑制腸道中脂肪和醣的吸收，對於降低三酸甘油酯和膽固醇具有相當的效果，同時也減少膽固醇的吸收。

此外，滑溜溜食材從胃到小腸的移動速度比一般食物慢，因此腸道吸收營養的速度變慢，進食後的血糖上升的速度也變得緩慢。

此外，根據研究報告表示，海藻類滑溜溜食材中的黏液成分，例如海帶，海藻和海蘊，以及「褐藻醣膠」、「海藻酸」，除了可抑制膽固醇的吸收，還可以將過量的鹽分排出體外，以降低血壓。為了改善身體的三酸甘油酯、膽固醇數值，應積極攝取接下來介紹的食材。

●改善三酸甘油酯數值的食材

海藻、秋葵、山藥、芋頭等。

沙丁魚、鯖魚、鮪魚／鮪魚肚、秋刀魚、竹筴魚等。

●改善低密度膽固醇數值的食材

菇類包括香菇、鴻喜菇、舞菇、金針菇。

青皮魚類、海藻類、蒟蒻、豆腐、凍豆腐、納豆、油豆腐和味噌等黃豆製品。

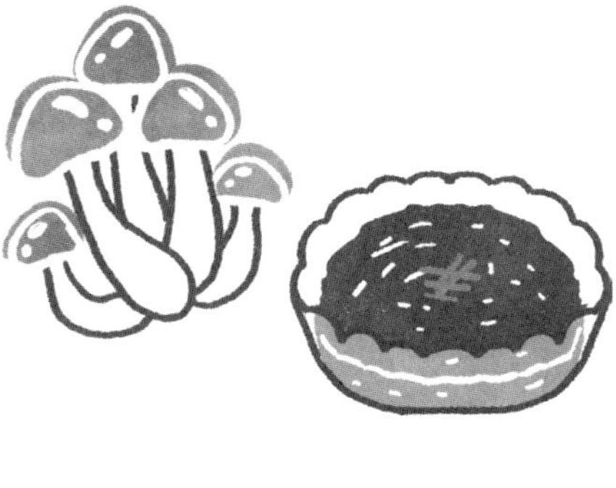

藉由自我檢測和食用滑溜溜食材來避開罹病風險！

別小看代謝症候群的可怕程度

代謝症候群是以內臟脂肪堆積的程度、血糖值（尤其是糖化血紅素）、血壓和血脂（三酸甘油酯和低密度膽固醇的數值）來診斷。每個項目都有一個標準值，是否有內臟脂肪肥胖症（測量腹圍）是必不可少的檢查項目，再合併參考血糖、血壓、血脂值，其中若有兩項超過標準值的情形，都會被判定是代謝症候群。

換句話說，就是造成動脈硬化的危險因素，像是糖代謝異常（糖尿病）、脂質代謝異常（例如高血脂症、高膽固醇血症等）和高血壓，其中有兩個項目以上的情形。所有項目都顯示異常超出標準值時，更要當心，這被形容是「死亡四重奏」。

我們可以檢查自己看看是否為左側圖表中的代謝症候群者。

如果是的話，就需要改變生活方式。代謝症候群通常是長久缺乏運動或攝食過量所引起。

改善生活方式也可以減低未來罹患重病的風險。

首先，讓我們一天吃一道使用滑溜食材的菜色，將滑溜溜食材列入平日飲食菜單中。如此一來，相信有助於預防因不良生活習慣造成的疾病，並改善症狀。

代謝症候群的診斷標準

內臟脂肪的累積

腰圍

男性 ≧ 85cm　　女性 ≧ 90cm

（內臟脂肪面積超過100cm²的男女）

＋ 以下三項目中有兩項目超過標準值的情形

高血糖

餐後血糖值140mg/dl以上（餐後2小時）

高血壓

收縮期（最大）血壓 ≧ 130mmHg

或

舒張期（最小）血壓 ≧ 85mmHg

體脂異常

高三酸甘油酯血症 ≧ 150mg/dL

或

低高密度脂蛋白膽固醇血症 ＜ 40mg/dL

BMI檢測也是衡量肥胖的標準！

所謂BMI（Body Mass Index）是從體重與身高推算得出的體格指數。通過以下公式計算。

BMI＝體重[kg]÷（身高[m]×身高[m]）

根據日本肥滿學會的標準，如果**BMI = 25或更高，則為肥胖。**如果被認定肥胖，請重新檢視飲食生活，適度運動，並努力自我管控以減少體內脂肪。

讓低弱的免疫力回升

在預防感冒和增強免疫力方面，特別令人感興趣的是山藥和納豆中的「黏液素」和「褐藻醣膠」成分。黏液素改善黏膜功能，有效防止病毒和細菌的入侵。也可讓喉嚨和眼睛等黏膜表面像防禦屏障一樣守護身體，因此不容易感冒和罹患流感。

◆用褐藻醣膠提升低落的免疫力，抵禦病毒！

儘管人體本身具有免疫功能，來保護自己免受入侵的細菌和病毒侵襲，而褐藻醣膠則是平常一直監守著人體體內狀態，必要時會活化在最前線的ＮＫ細胞，來攻擊被病毒感染的細胞或癌細胞。

◆發燒時，覺得開始感冒的時候也有效！

納豆除黏液素之外，還含有對健康有益的各種成分，包括維生素類（B_1、B_2、B_6、E），鈣、鉀、鐵、鎂、鋅、磷和銅等礦物質類。

在發燒時補充人體特別容易流失的維生素和礦物質，因此不論是預防或是開始感冒的時候都建議食用。

◆用納豆菌隔絕O－157和沙門氏菌

納豆菌的抗菌作用活性，據說也可以預防病原性大腸桿菌O－157和沙門氏菌的感染。此外，納豆菌不受強酸胃液影響可抵達腸內，一邊支援好菌的同時也消滅壞菌，預防胃腸道疾病。另外，納豆中的皂苷（saponin）是免疫細胞的活性來源。納豆不僅可以增強免疫力，還可以調節腸內環境，是種讓人一整年都健康有活力，與感冒絕緣的神奇食物。

滑溜溜食材能夠延緩老化！

正如本書前面曾稍微提過的「滑溜溜食材的本質是黏多醣」、「衰老乃是逐漸乾枯的過程」是千真萬確的事實。

初生嬰兒的皮膚光滑，但到了80歲的時候，體內的水分比例減少了一半。滑溜溜食材中的多醣類成分可以抑制這種水分流失的情形，實在令人感到欣慰。

黏多醣中所含的玻尿酸、軟骨素硫酸鹽、膠原蛋白質，無論哪一種都是防止老化、保持青春的重要成分！

玻尿酸的驚人保水力

玻尿酸具有不可思議的保水功效。令人驚訝的是，僅一克就可以保有6公升（相當於500㎖寶特瓶12瓶）的水分。

玻尿酸是人體體內原本就有的一種成分，存在於皮膚的表皮和真皮、關節的軟骨、眼睛的玻璃體、大腦和心臟中，用來保持人體需濕潤處所需的水分。這樣卓越的功效是因為玻尿酸具有高保水的能力，保持體內大量水分以滋潤皮膚和軟骨。

關節是受到軟骨和關節液的保護，但其中所含的玻尿酸會鎖住水分，扮演著像緩衝墊般的角色，吸收衝擊力，並讓關節可以平順地活動。其他成分像是軟骨素硫酸鹽可以滑潤軟骨保濕，膠原蛋白質則是維持年輕肌膚不可或缺重要成分。為了保持年輕，攝取滑溜溜食材像是如虎添翼，得到神奇助力一樣，達到令人喜悅的效果。

玻尿酸與膝蓋關節有很大的關係

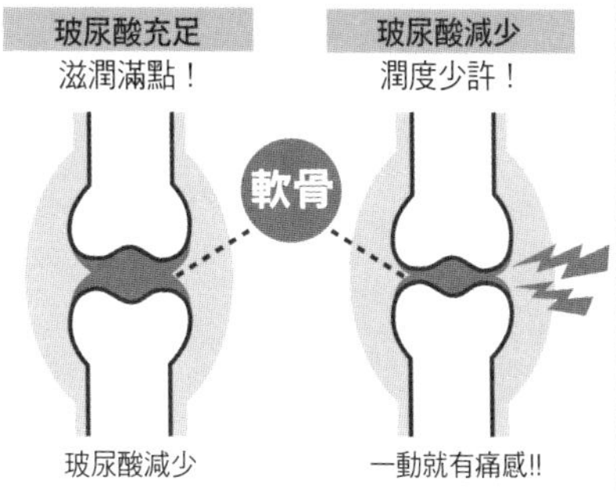

海藻類食材帶來易瘦體質

許多人擔心內臟脂肪肥胖並希望控制體重，但因為總是瘦不下來，或是瘦了下來體重又馬上回升而煩惱的人也相當多。

為了終結肥胖以及建立易瘦體質，要有重視健康管理的意識決心，是很重要的。其中，每日步行和充足睡眠等，便是糾正生活習慣的一環。當然，養成「良好習慣」對於打造易瘦體質必不可少，而這「良好習慣」，便是積極地攝取滑溜溜的海藻類食材。

建立易瘦體質的強力基礎，海藻酸功效驚人！

本書前幾頁已提過對美容和健康有效的成分，因此以下介紹對瘦身有效的海藻酸。

海藻酸是多醣體的一種，是昆布、海帶、鹿尾菜和海蘊等海藻類中所含的黏稠成分，也是天然膳食纖維。在乾燥後的海藻中含量有10～50％，海藻酸可以說是海藻類的主要成分。

海藻酸與海水中的各種礦物質形成鹽，變成鬆散的膠凍狀，填充於海藻細胞間隙。

每天日常飲食中積極食用含有海藻酸的海藻類食物，可以持續很長的飽足感。另外，海藻酸本身幾乎不被人體吸收，具有減少卡路里攝取的作用。因此，推薦給擔心內臟脂肪肥胖症或想要減肥和塑身的人。攝取海藻酸，讓海藻酸成為保持美麗和健康的有力後盾。

此外，海藻酸兼具水溶性和不溶性的膳食纖維，可以減緩糖的吸收，具有抑制血糖升高、防止體內積蓄脂肪的作用，以及降低膽固醇的作用，還可以改善排便情形。

消除便祕和又凸又硬的小腹

女性中大約每兩人就有一人有「便祕」的症狀，我經常聽到「一星期都沒有排便」、「肚子脹到會痛」這樣的煩惱。

根據大正製藥公司進行的問卷調查，「平均每3天一次」的30%占最高比例，接著是「每2天一次」的25%，「每天一次」順暢排便的有23%。

當詢問便祕會持續幾天的時候，過半數受訪者約有53%表示「4至7天內」，34%回答「3天內」，沒有排便日數長達「40天」的有一位。

無論輕微或嚴重的便祕，都是痛苦的。為了解決便祕問題，許多人會攝取膳食纖維或乳酸菌，這時候請一定要再加上滑溜溜食材。其中昆布等海藻類中所含的海藻酸尤其有效。

海藻類中含有可以改善便祕的海藻酸，其中也含有可以提升脂肪和醣代謝率的碘（Iodine），因此對於消除飽腹脹氣也具有效果。

當與高脂肪食材一起食用時，海藻中所含的海藻酸會黏附在腸內的脂肪上，成為糞便一起排出體外。因此，不僅具有緩解便祕的作用，還可以減少人體吸收的脂肪量，產生節食瘦身的效果。

海藻酸的功效在ＮＨＫ電視節目《Asaichi》中曾經介紹過，相信應該有人已經知道。

再來是秋葵和水果等含有的果膠具有整腸作用，也是緩解便祕的有力盟友。壞菌會在便祕狀態時滲入腸道，成為便祕的原因之一，但是當果膠到達大腸時，會變成腸道乳酸菌的活性來源，具有幫助益菌繁殖的作用。腸道中的細菌總是占大多數的保有優勢，所以若能多增加好菌的數量，改善腸道環境，接著便祕問題也會解決。

滑溜溜食材有效改善糖尿病、肥胖

根據「國民健康與營養調查」，包括糖尿病前期在內，糖尿病患者超過兩千萬人。日本國民中每六人就有一人是糖尿病患者，或是糖尿病前期患者。當然比起男性，女性相對較少，但超過50歲的女性糖尿病患者的人數正急速增加中。

這樣的狀況是很嚴重的，但滑溜溜食材會是對抗糖尿病的有力武器。

其中具代表的是黏液素。

山藥削皮後出現的濃稠黏液，就是黏液素的特徵。黏液素將一起進入腸內的食物包覆著，抑制了糖的吸收速度。結果，餐後血糖激增的情形受到控制，可以減少胰島素分泌，對於預防和改善糖尿病很有幫助。

「早餐一定要好好地吃喔。」

雖然人們常如此說，但如果長時間睡眠後什麼都不吃的話，飢餓空腹感持續更長時間。之後一旦進食，身體便會吸收大量的葡萄糖，因而需要分泌大量的胰島素。

如果每天重複這種情形，提供胰島素的胰臟會變得衰弱，這也是形成糖尿病的原因。

另一位對抗糖尿病的盟友是果膠。

果膠黏附在人體消化道的內壁上，延遲胃的消化速度，藉由吸附幫助小腸中脂肪吸收的膽汁酸（bile acids），進而抑制了人體的脂肪吸收速度。

脂肪吸收受到抑制後，膽固醇也會降低。同樣地，糖的吸收受到抑制後，可以減少胰島素的分泌，從而改善或預防糖尿病。

降低膽固醇的果膠

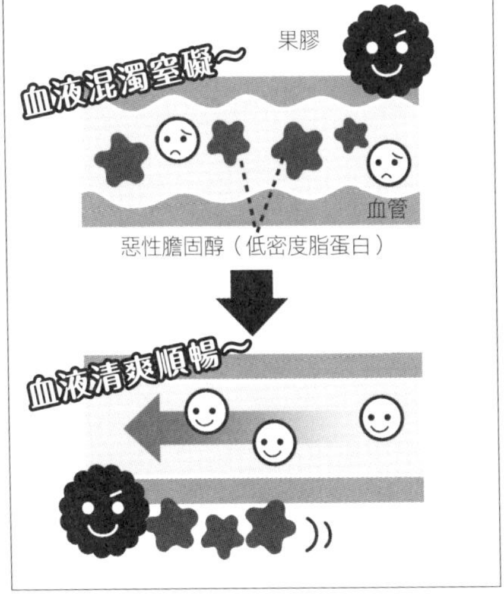

切身感受血液循環順暢的效果

納豆中含有的一種成分納豆激酶，有助於溶解血管中形成的血栓（血凝塊）。血液流動若是清爽順暢，可以預防血栓造成的腦梗塞或心肌梗塞。

此外，納豆激酶具有雙重功效。一是有助於直接溶解血液中的血栓，二是有助於激活尿激酶（urokinase），這是一種可以分解蛋白質的蛋白酶酵素，也具有溶解血栓的作用。尿激酶存在於消化道表面，受到刺激便會被活化。納豆激酶可以激活這種尿激酶，因為納豆激酶將原本儲備在體內用來溶解血栓的酵素引導出來。

此外，血栓容易在午夜到清晨之間形成，因此食用納豆的最佳時機是晚餐後或睡覺前效果更好。

順帶一提，讓血栓更容易溶解的效果，不僅促進腦部血液流動的改善，還能防止記憶力衰退。

另一個讓人振奮鼓舞的盟友是昆布、海帶、海蘊等。海藻類食材會產生黏稠液狀物，是因為內含的海藻酸成分，讓血液流動清爽順暢。

海藻酸是一種水溶性膳食纖維，在腸內吸水膨脹時，可以包裹膽固醇，並將其排出體外。

血液若是含有大量膽固醇的狀態，就會變得混濁窒礙，但海藻酸會幫助膽固醇排出，讓血液循環順暢。

溶解血栓的納豆激酶

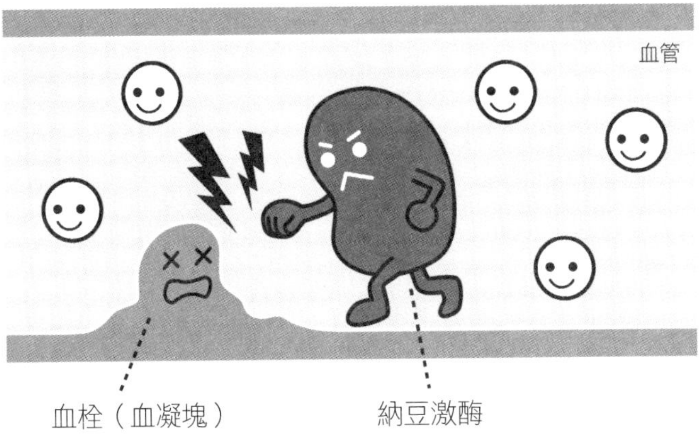

預防深層靜脈栓塞與肺動脈栓塞（經濟艙症候群）

經濟艙症候群（Travel's thrombosis）是指像搭飛機長時間坐在機艙，身體沒有活動的狀態一直持續所引發的狀況。

但這不是只有在飛機上才會發生。即使長時間搭電車也可能發生這種情況，近年來，由於地震和其他災害而開始避難生活的高齡者身上，出現這種症狀的案例增加，引來社會關心。

如果長時間維持相同姿勢幾乎沒有活動，則容易導致靜脈血流緩慢，並且會迅速形成血栓。可怕的是，血栓會在沒有自覺的狀態下出現，因此也會出現沒發現自己患病的案例。最壞的情況下，是血液將無法再輸送到心臟，進而危及生命。

長時間坐在椅子上，可能會導致在腳部和彎曲關節附近受到壓迫，而讓血液流動停滯，導致水分減少，容易形成血栓。最終，如果血栓在血管裡造成阻塞，將引發深層靜脈栓塞與肺動脈栓塞，也就是經濟艙症候群。

納豆激酶能有效預防這種經濟艙症候群的發生。

納豆激酶的基本功效在於可以讓血液運行清爽順暢，而且已在本書第50頁介紹，因此在此不重複。

經濟艙症候群是一種因為血液流動狀態不好而引發血栓的疾病，因此納豆激酶可以發揮功效。

飛機機艙或在狹窄空間中身體無法動彈時，建議食用納豆等的滑溜溜食材，並盡可能稍加活動。

儘管這不能說是萬全的對策，但讓身體保持血栓不易發生的狀態，可以大幅降低經濟艙症候群發病的機率。

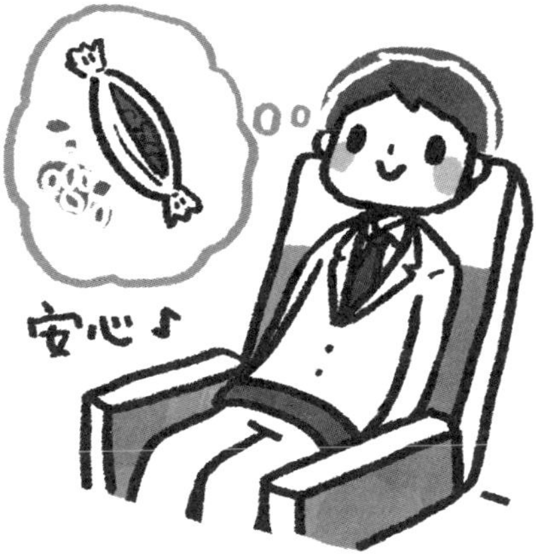

年輕十歲的美肌效果

能夠讓人保持象徵年輕的彈滑肌膚的主角，膠原蛋白（collagen）和玻尿酸。

首先，膠原蛋白約占組成人體的蛋白質中三分之一的份量。由此可見，膠原蛋白質是人體不可或缺的存在。

我們的皮膚由表皮和下面的真皮組成，真皮中膠原蛋白所占百分比竟達70％，膠原蛋白在真皮處以網狀建立起脈絡，保持皮膚彈性。真皮和表皮之間也存在著膠原蛋白，主要扮演將營養從內部真皮輸送至外部表皮的重要角色。

雖然膠原蛋白具有如此重要的作用，但可惜的是，膠原蛋白會隨著年齡增長而減少。自然而然地，當膠原蛋白減少時，皮膚彈性就會喪失，進而導致下垂。

此外，從真皮到表皮的營養補給若不能順利進行，皮膚的新陳代謝受到干擾，容易出現斑點，以及膚色變得暗沉。

膠原蛋白可以補充嗎？

膠原蛋白對於創造美麗肌膚有很大的影響力，但最近有「從嘴巴由食物或營養補給品攝取得來的膠原蛋白無效」的研究報導。

出現「膠原蛋白在體內會被分解為胺基酸，之後在體內變成蛋白質，因此口服攝取毫無意義」這樣的見解。

但是，另一方面也有這樣的報告「部分膠原蛋白不會分解成胺基酸，而是在體內變成膠原蛋白肽被人體吸收，因此不能說對皮膚沒有效

真皮中的膠原蛋白

肌膚的構造

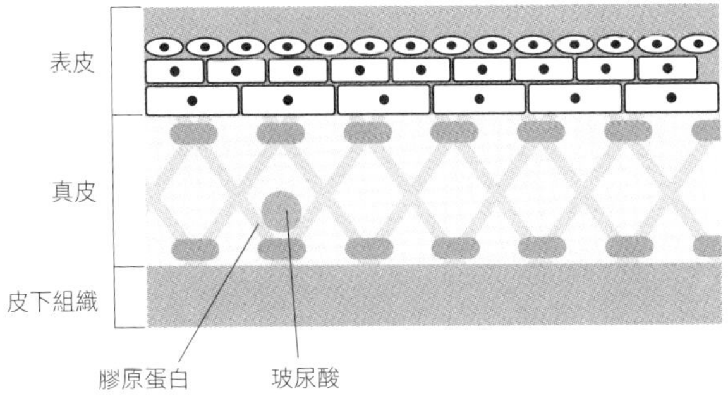

果」。

不管哪一種說法都還沒有定論，即使作為食材的膠原蛋白會被分解成胺基酸，由於含有大量膠原蛋白合成所需的一種胺基酸——脯胺酸（proline），可以合成膠原蛋白的原料，這樣還原到皮膚的說法目前看來相當有說服力。

玻尿酸也是美肌的重要功臣！

玻尿酸具有「保濕效果」和「維持肌膚機能」的作用。在真皮中，膠原蛋白或是與膠原蛋白纏結賦予肌膚彈力的彈性蛋白（elastine）之間存在的空隙，可以保持水分。玻尿酸雖然具有高保水力，保留住的充足水分讓皮膚緊緻和濕潤，但是一旦變少，皮膚水分會減少，皺紋和鬆弛就會變得明顯。

為了保持皮膚濕潤，同時補充膠原蛋白和玻尿酸是必要的。

一克的玻尿酸，可以保有這樣多的水分！

寶特瓶12瓶

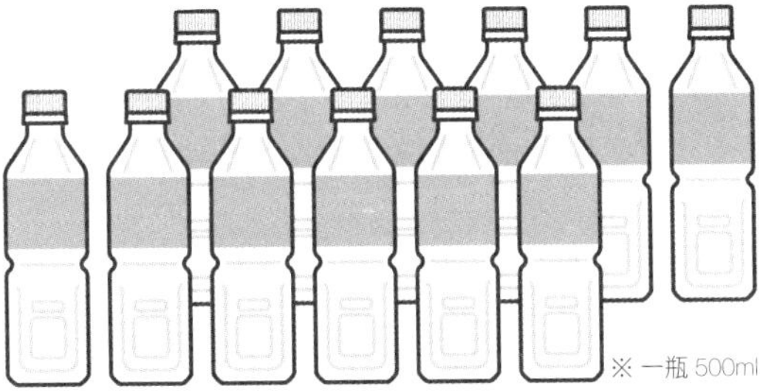

※一瓶 500ml 為例

肌膚構造

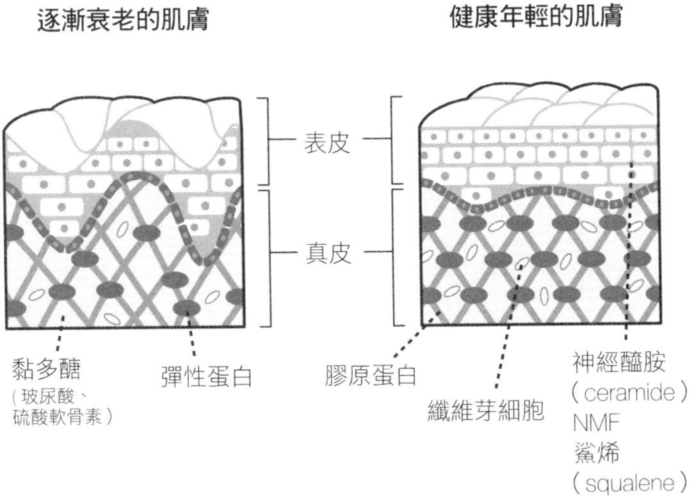

防止男性機能低下

女性因為會經歷停經期，比較容易預測「更年期障礙」的發生，可以採取各種對策。但男性則並非如此。

實際上，男性也有「更年期障礙」，視情況而定，也有可能比女性在更年輕的時候開始發生。這是因為代表男性荷爾蒙的睪固酮（testosterone）會隨著年齡增長而減少。必須特別注意的是，過了40歲的睪固酮與20歲時的數值比較，減少了30%，而且代謝和免疫系統機能也漸漸下降。

在這時期年齡的社交狀態，「應酬」的場合增多，不僅酒精類的飲用量增加，也因為「碳水化合物的過度攝取」以及「食物纖維的攝取不足」，內臟脂肪增加。這是讓人成為代謝症候群的開端，同時也是導致睪固酮的分泌和活性降低，以及前列腺肥大等症狀的原因。

更甚的是加上精神焦慮不安，出現左側列表的症狀。

這就是男性方面的更年期障礙。

為了防止「男性機能低下」，建議從40歲後半開始，一天食用一份滑溜溜食材。滑溜溜食材中所含有的黏液素或褐藻醣膠，可以改善男性機能，並整頓腸內環境，緩解男性更年期的症狀，滑溜溜食材對於男性來說，也是能永保魅力的食材。

就算只中了一個
也要小心！

男性更年期障礙檢查清單

- □ 感到性慾下降
- □ 感到沒有活力
- □ 感到體力和可持續力的降低
- □ 身高變矮
- □ 每天感到有興趣的事物變少
- □ 感到悲傷和憤怒
- □ 勃起力變弱
- □ 感覺運動能力下降
- □ 晚餐後出現嗜睡情形
- □ 感到工作能力降低

一天一份滑溜溜食材

滑溜溜食材有著各種健康效果。特別是對於有高血壓的人，擔心血糖和膽固醇的人，以及其他對自己身體健康狀態感到不安的人，建議可以一天吃一份滑溜溜食材。

納豆、山藥、秋葵、麻薏和滑菇的黏蛋白，昆布、海帶、海蘊等海藻類的黏液成分，或是富含褐藻醣膠或海藻酸的膳食纖維，對於維持健康都是很有效的角色。

不過，無論滑溜溜食材對身體有多好，若是過量就不好。

與其一次大量食用，不如就算量不多，也要每天持續地攝取的方式更重要。日常生活中只要稍加留心，是可以做到次數漸增、持之以恆地攝取更多的滑溜溜食材。

搭配便當或零食食用更有效

例如，購買午餐或晚餐便當的時候，也請在超市或便利商店擺放便當的架子附近，挑選配菜，可能會找到「海藻沙拉」。最近，因為健康意識提升，經常可以看到納豆、秋葵、山藥、海藻等的「滑溜溜沙拉」組合。不僅限於沙拉，還有像是「清燙秋葵」也不錯，只需添加一份由滑溜溜食材製成的配菜，就會產生很不一樣的健康效果。水溶性膳食纖維的黏液素和果膠，可以抑制腸道中脂肪和碳水化合物的吸收，同時也抑制膽固醇的吸收。滑溜溜食材成分具有減緩飯後血糖值上升的功能，因此也推薦在意血糖值的人食用。另外，在晚上或是在居酒屋喝酒時，請確保加點一道使用滑溜溜食材烹製的菜餚。

因為黏液素不僅保護胃的黏膜，也具有抑制酒精吸收而預防爛醉的優點。例如醋漬海蘊等，這種容易購買得到又輕巧的滑溜溜盒裝食品，很合適又方便。

低卡路里具且高營養價值

納豆、秋葵、海蘊、昆布……無論哪一種滑溜溜食材，都是便宜且容易到手的庶民食材。就算天天吃也不會為家庭開銷帶來太大負擔，這一點很吸引人。

而且無論哪一種，卡路里含量都很低，卻營養豐富。

對於介意代謝症候群而限制卡路里以保持健康的人，或者是為了美容而節食的人，即使飲食攝取適當，也須留意減少卡路里，因此尤其建議食用滑溜溜食材。從營養方面來看，滑溜溜食材除了黏稠成分外，還富含膳食纖維、多種維生素和礦物質。各種滑溜溜食材都具有黏滑的獨特口感，但依食材的不同所含的營養成分也略有不同。

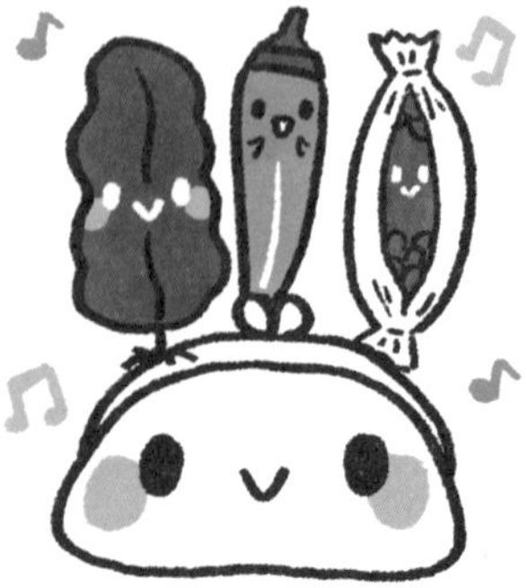

例如，秋葵富含黏液素等膳食纖維，還有β胡蘿蔔素、維生素B_1、維生素C、鈣和鐵等營養成分均衡。

即使沒有胃口，也可以將被人們認為是增強體力的山藥，磨成泥狀放在米飯或麥飯上，成為山藥泡飯，或是放入味噌湯，也很美味。

此外，經典的「滑溜山藥麥飯」實際上正如其名，是麥飯與山藥泥的組合，將兩者結合起來不僅有獨特口感，滑溜溜地容易入口，成為營養均衡，具有高營養價值的主食。

當然，若只能吃納豆，只能吃山藥，或是只能吃秋葵，單獨吃很好，若可以結合起來食用也相當美味，例如「秋葵＋山藥」，營養攝取方面也變得豐富多元。

接下來，將介紹滑溜溜食材的推薦組合。

滑溜溜食材相互搭配更具威力

組合多種具有滑溜黏稠成分的食材，不僅能增加滑溜溜效果，食材本身具備的獨特營養素，也因為組合在一起，獲得更強的功效。以下列舉一部分的推薦組合，敬請參考。

【秋葵＋山藥】

秋葵和山藥的組合幾乎可以稱作基本款。秋葵不僅含有黏液素，還具備與滑溜黏稠成分有密切關聯的果膠。果膠是一種有助於改善便祕的膳食纖維。山藥除了含有維生素B、維生素C和鉀之外，還富含膳食纖維，以及消化酵素的澱粉酶（amylase），由此可知，山藥能為人體帶來促進消化並恢復體力的健康功效。

將山藥磨成泥狀，或是切成細條狀，搭配切成輪狀的秋葵，混拌喜歡的醬汁來享用。

【山藥＋納豆】

納豆的營養成分極高，可說是滑溜溜食材的王者。富含與女性荷爾蒙類似的異黃酮，因此可以預期帶來美肌效果並預防更年期障礙。納豆與富含維生素的長形山藥一起組合達到相乘作用。如果將切成小方塊狀的山藥加到納豆中，更添美味。

【納豆＋山藥＋秋葵＋海藻類】

滑溜溜食材的代表納豆、山藥、秋葵，若再加上海藻類，對於降低膽固醇更具效果。根據報導，海藻中含有褐藻醣膠及果膠等成分，具有抑制膽固醇吸收，將身體多餘鹽分排出體外，以降低血壓的作用。黏液素增加腸道中雙歧桿菌的數量，對於緩解及預防便祕也很有效果。

〔滑溜溜食材與中藥〕

脾胃的保養

若說到滑溜溜食材，想到的第一個功效就是改善胃腸功能，幫助緩解便祕。最近，也已經闡明滑溜溜食材具有改善免疫功能的作用。

一些中藥也有類似的作用。中醫治療中重要的是要能進食，以中醫的說法是「養脾健胃」。

調整脾胃狀態並改善腸內環境後，會出現各種益處。特別是最近研究發現小腸是調節全身免疫力的器官，若腸內環境變好了，不僅便祕解決了，皮膚會變美麗，異位性皮膚炎（atopic dermatitis）也會得到改善。腸內環境是非常重要的。

如果時常食用滑溜溜食材，腸內環境就會得到改善。滑溜溜食材與中藥的藥性相似，具有使腸道恢復活力並延長壽命的神奇力量。

第2章

依不同症狀來看
滑溜溜食材的驚人效果

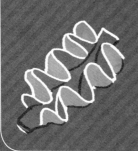

滑溜溜食材對這些症狀有效！

為了充分發揮滑溜溜食材的功效，本章將針對各種不同症狀，提出食材或是飲食重點方面的建議。以及為了改善症狀，介紹可以並行的簡單體操、對策或應對的日常小知識，以達到相乘效果。

滑溜溜食材的種類很多，其中含有的黏稠成分也各式各樣。「對於這種症狀，應該吃哪種滑溜溜食材呢？」，本章將回答這樣的問題。

從症狀上來區分，現在日本人開始出現越來越多與生活習慣不良相關的疾病，例如「糖尿病」、「高血壓」、「腦梗塞．心肌梗塞（血栓形成症）」等，高齡化社會中越來越受到關注的運動障礙症候群，以及患者人數正在增加的「花粉症或過敏」、「更年期障礙」等。對於關心這些症狀的讀者，本書更是必讀書籍。

效果 1

糖尿病

日本人每六人就有一人是候補患者！

日本人之中每六人就有一人苦於糖尿病。患者數字每年都在增加。

糖尿病是由於飲食過量、缺乏運動、壓力等而引起的一種文明疾病，也是引發各種併發症的嚴重疾病。當症狀開始出現時，糖尿病已經是發展進行式。即使現在是血糖正常的人也絕不能掉以輕心。需要測量的是糖化血紅素（HbA1c）和餐後血糖值，而不是空腹血糖值。根據結果，盡快檢視自己的日常生活飲食習慣，並加強運動以預防或改善糖尿病症狀。當然，不要忘記將滑溜溜食材添加到每日膳食中！

食用滑溜溜食材，免於過量攝取碳水化合物

飲食習慣上要注意的一個重點是，避免攝取過量碳水化合物。碳水化合物主要來自主食的米飯、麵包、麵食等，當攝取這些主食時，血糖值會急速攀升。

改善或預防糖尿病的第一步，是在攝取主食之前先吃滑溜溜食材。只要做這一件事就可以抑制吸收過量的碳水化合物。另外，建議菜單中將主食減量，以蔬菜和蛋白質為主。

但是，若完全不攝取碳水化合物相當難受，此時就是滑溜溜食材登場的時刻了。

例如納豆，有數據證明比起單吃白飯，「白飯＋納豆」一起食用可以達到抑制血糖急劇上升的作用。另外，蘋果、草莓、橘子等柑桔類水果或是秋葵中所含有的果膠，也具有抑制糖分吸收，以及抑制血糖升高的作用。藉由這些滑溜溜食材來控制血糖，進而改善和預防糖尿病吧！

◆對糖尿病有效的滑溜溜食材① 納豆＋秋葵一小碟

納豆和秋葵的強力組合可以降低血糖值。食用方法很簡單，在納豆中拌入切成輪狀的秋葵，並淋上醬油或高湯湯頭調味，若是再撒上海藻碎片或鰹魚乾，組合風味和滿意度再提升！

◆對糖尿病有效的滑溜溜食材②納豆酪梨沙拉

含有豐富維生素和礦物質卻低熱量的酪梨，與納豆是調性很合的完美搭配。再搭配喜歡的蔬菜，例如萵苣、番茄、洋蔥、豆苗等，組合成沙拉。如果增加蔬菜量，即使減少主食，也會帶來飽腹感。淋上醬汁或柚子胡椒做成和風口味，味道更讓人感到親近。

◆對糖尿病有效的滑溜溜食材③秋葵輕拌蟹條

只需將抹鹽過的秋葵煮沸約一分鐘，稍微降溫，再加入撥散的蟹條，以柚子醋和美乃滋輕輕混拌。這一道組合可以緩解血糖突然升高。

餐後有氧運動30分鐘可降低血糖

運動對於改善糖尿病非常有效。特別是為了降低血糖值，建議考量消化時間，在進食後經過60～90分鐘，進行簡單的有氧運動。空腹鍛鍊會讓身體出現低血糖狀態，血糖過高的人請多加注意。

步行之前做簡單的伸展動作

飯後60至90分鐘後開始運動

考量消化時間和血糖上升時間，進食後60至90分鐘後再運動。

▼

測量脈搏並做伸展動作

測量靜止時的脈搏數。再扭動手腳、屈伸、緩和關節與筋絡，做簡單的伸展動作 。

▼

步行30分鐘等

步行至少20分鐘，最好是30分鐘。這時的脈搏數應比靜止時快1.5倍（稍微出一點點汗）是理想的狀態。

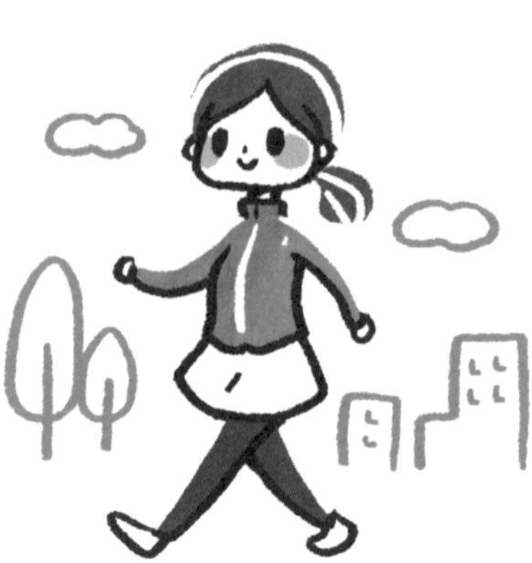

效果2

高膽固醇

每天的用餐菜單中加入青皮魚

對於患有高膽固醇或高三酸甘油酯而感到煩惱的人來說，滑溜溜食材可以說是救世主。攝取多樣大量的滑溜溜食材，可以降低膽固醇，讓身體變得健康。

例如，秋刀魚、沙丁魚、竹筴魚、鮪魚和青甘魚等青皮魚富含DHA和EPA，可降低膽固醇。另外，也具有使血液流動順暢的作用，對於患有高膽固醇和三酸甘油酯的人來說，滑溜溜食材像是救世主般的食材。日本厚生勞動省建議每天攝取超過一克青皮魚，以維持和改善健康，但實際上，大多數的人幾乎都無法做到。

滑溜溜食材的好搭檔——醋也值得關注

此外，醋也可以有效控制高膽固醇。日本大型釀造廠味滋康（Mizkan）的研究報告指出，醋中所含的醋酸會降低血液中的膽固醇值。

醋酸一進入人體會變成檸檬酸（citric acid），便會在體內燃燒脂肪，轉化成可以維持生命的能量。建議使用含有更多檸檬酸的「黑醋」或「蘋果醋」。特別是我們的研究證明，優質的「黑麴醋」能有效燃燒脂肪和減少內臟脂肪。

◆降低膽固醇食譜① 青皮魚料理

每日4～5片富含大量黏稠成分的當季青皮魚，例如竹筴魚、鮪魚、青甘魚的生魚片。燒烤秋刀魚或竹筴魚一條，或沙丁魚兩條。其他如罐裝的味噌煮鯖魚或水煮鯖魚一罐，搭配切絲的洋蔥一起食用，更具效果。

◆**降低膽固醇食譜②　蘋果醋飲料**

基本配方是蘋果醋＋豆漿＋蜂蜜。在夏季，如果加入冰塊並用碳酸飲料稀釋，喝起來更順口。

◆**降低膽固醇食譜③　早餐以日式料理為主**

早餐基本上是糙米、味噌湯和納豆等簡單的日式料理。建議味噌湯的湯料能加入可降低膽固醇的海帶等海藻類，以及芋頭和鴻喜菇等。針對主食米飯，選擇糙米比白米富含維生素、礦物質和膳食纖維。

●**降低膽固醇的運動體操——收音機體操**

即使是沒有運動習慣的人，簡單的收音機體操也可帶來驚人的效果。如果可以配合晨間電視播放的體操一起做，那麼生活節奏將是規律的，而且效果會不斷增強。膝蓋或腰部疼痛的人，可以坐在椅子上，並斟酌自己的身體狀況加減舒展，也是很吸引人的運動方式。

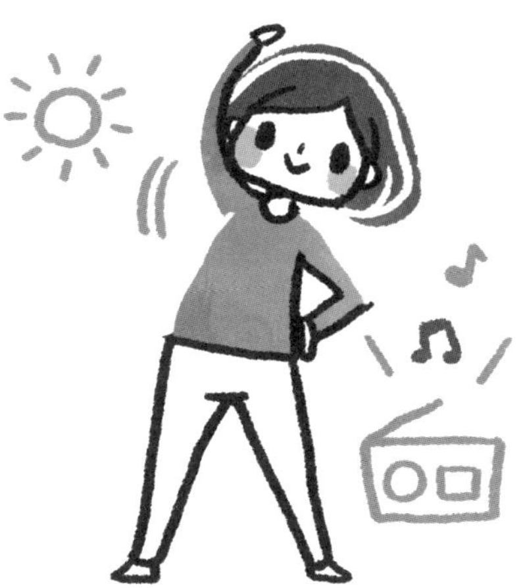

效果 3

高血壓

滑溜溜食材控制血壓

日本的高血壓患者竟有四千萬人，其中30歲以上男性占47.5%，女性占43.8%，尤其是男性患者人數，呈上升趨勢。根據世界衛生組織（WHO）的一項調查，世界上25歲以上被診斷出患有高血壓者已經超過十億人，高血壓被視為全球的問題。

血壓隨著年齡增長而升高。如果高血壓的狀態持續，則可能會出現頭痛、頭暈、心悸、呼吸急促、耳鳴和四肢麻木的症狀。如果放任其發展，血管會開始變得狹窄，而導致動脈硬化、腦出血、心絞痛和心肌梗塞等威脅生命的病症。動脈硬化大多是在沒有意識的情況下進行，因此高血壓也被稱為「沉默的殺手」。

關鍵在於控制鹽分的攝取及保持血液順暢

減少過量的鹽分對於改善高血壓很重要。藉此讓血液順暢易於流動，可以改善和預防高血壓。「血壓升高」的狀態是「尚未患有高血壓疾病」的階段。在飲食和生活習慣上多加留意，確實做好預防是非常重要的。

◆不讓血壓升高的食譜① 納豆和醋的組合

納豆和醋到目前為止可以使血壓正常化的功效表現相當優秀。可以簡單地在淋有柚子醋醬油的冷豆腐中加入納豆，或是加一道醋拌海蘊到菜單中，就可以控制血壓。如果添加海帶等海藻類，會是更具效果的控制血壓食譜。

◆不讓血壓升高的食譜② 以海藻類和蔬菜類為主

蔬菜類和海藻類的卡路里含量低，富含維生素和礦物質。特別是滑溜溜食材中的昆布、海帶、鹿尾菜等海藻類，確保日常膳食中都確實充分地攝取。調味方面應該控制在少鹽程度。

◆不讓血壓升高的食譜③ 昆布水

古早流傳下來的智慧，有一種「治療高血壓就用昆布水」的民間療法。這是一種非常合理的飲品，因為昆布具有降低血壓的作用。製作容易，只需將洗淨的昆布20克切成細條狀，放入一杯水的水量，靜置約十個小時。將昆布水倒進杯子時，也可帶有一點點昆布，一起飲用。

●不讓血壓升高的簡單體操──手腳抖抖操

仰躺在地板上，手腳四肢伸向天花板，然後兩手和兩腳同時抖動。這會刺激全身肌肉，提升基礎代謝率，並瞬間改善血液循環。這是血管外科醫師推薦的簡單體操。

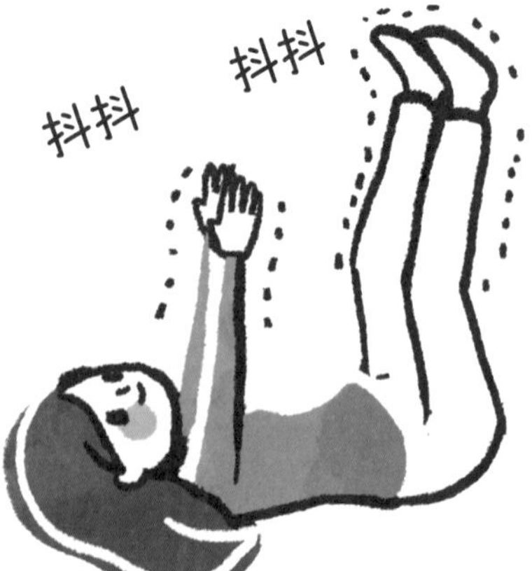

效果4

飲食和運動組合，溶解血栓血塊！

腦梗塞・心肌梗塞

指尖切傷、膝蓋擦傷等受傷出血後，在一段時間後出血會停止。這是因為血液中的「血小板」會形成血栓（血塊）以修復受損區域的作用。

同樣地，當血管出現損壞時，血栓血塊也會形成。如果血液是流暢的狀態，形成的血栓會藉由血液中酵素的作用，隨著時間而溶解。

但是，當膽固醇和三酸甘油酯增加時，血液變得混濁，酵素不容易發揮作用，且血栓久久無法消失，甚至還變得更大。如果血管經常處於容易被血栓阻塞的狀態，就會增加腦梗塞和心肌梗塞的風險。

利用納豆的滑溜溜威力來溶解血栓！

腦動脈中若受到血栓凝塊的堵塞會引起腦梗塞，心臟動脈中若受到血栓凝塊的堵塞會引起心肌梗塞。有種說法認為現代人因為飲食生活歐美化，而讓血液變得混濁且難以流動。讓我們一起攝取滑溜溜食材，施以有效的按摩，讓血液流暢，維持健康的血管吧。

說到可以有效預防血栓凝塊的滑溜溜食材，納豆就是其中之一。納豆的神奇力量超級強大，據說納豆中所含成分具有溶解血栓的強效。在一個實驗中，納豆只是放在人造血栓上，實驗報告結果顯示血栓完全融化。另外，據說血栓凝塊容易在晚上形成，因此請記得在晚上食用滑溜溜食材。

◆預防血栓凝塊食譜① 晚餐吃納豆

晚餐時吃一盒納豆（約50克）是最理想的。順帶一提，特別推薦泡菜納豆，因為可以同時攝取到乳酸菌。

◆預防血栓凝塊食譜② 綠色／黃色蔬菜和青皮魚1：1的比例

綠色和黃色蔬菜，例如番茄、菠菜等含有大量的抗氧化成分，可以幫助血液達到流動順暢的效果。一餐中有比例1：1等量的綠黃色蔬菜及青皮魚是最理想的。

◆預防血栓凝塊食譜③ 積極攝取調味蔬菜

除綠黃色蔬菜外，大蒜、生薑和蔥等調味蔬菜也可有效預防血栓形成。特別是可以積極食用大蒜，因為大蒜具有促進血栓凝塊溶解的功效。

●沒關係！有效的小腿按摩

如果習慣了盤腿坐姿，可以一邊看電視一邊維持，這樣簡單的坐姿就可以達到有效提升血液循環的按摩功效。訣竅是盤腿時一邊想像血液回流心臟的意象，一邊揉按小腿。

❶兩手大拇指相交併攏，從腳踝到膝蓋下方的位置，每3～4公分的間隔，兩手一邊移動一邊按壓。兩手移動的同時，一邊進行吸氣吐氣一邊按壓。先從右腳進行兩回合，再到左腳也以相同方式進行兩回合。

❷從腳跟的阿基里斯腱往膝蓋下方的方向，左腳右腳以相同按壓揉捏方式各進行兩次。揉捏同時注意是用腹部呼吸。

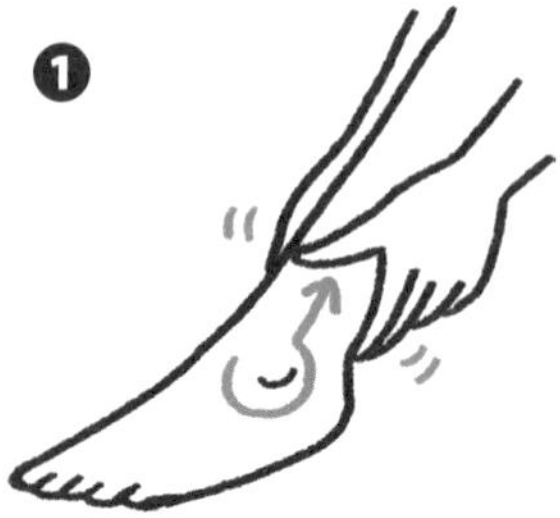

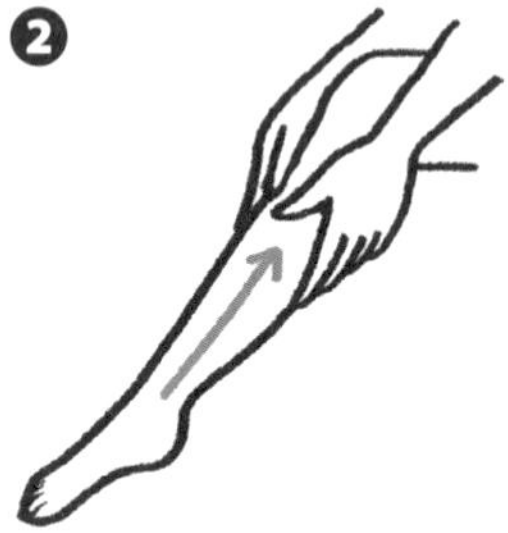

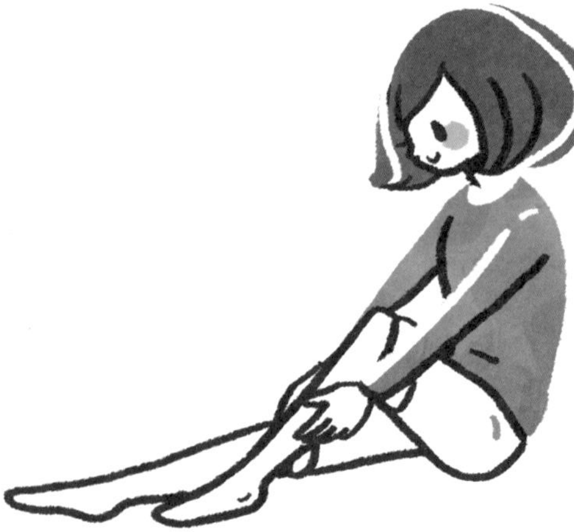

效果5
運動障礙症候群
運動能力正靜悄悄地衰退中，儘早執行防治對策！

「地面稍微有一點高低差就容易絆倒」、「無法像以前那樣快速行走」，這是出現「肌力流失」的跡象。

所謂肌力流失，是運動障礙症候群的簡稱，日本整形外科在二〇〇七年新提倡的概念。由於肌肉系統（骨骼、肌肉、關節等）出現障礙，讓人「臥床不起」或是「需要護理」的風險提高。

與「代謝症候群」或「失智症」並列為造成「健康壽命短縮」和「臥床不起需要護理」的三大要因之一。推估日本全國患者人數約四千七百萬人（男性占兩千一百萬人、女性占兩千六百萬人），確實是一種國民病了。

檢查是否有運動障礙症候群的症狀

❶不能用單腳將襪子脫下。
❷在家裡腳無法抓地，而發生絆倒或滑倒。
❸爬樓梯時需要手扶欄杆。
❹不能在綠燈時間內穿越馬路。
❺無法持續步行15分鐘。
❻採購約2公斤重量（兩罐1公升牛奶的程度）的東西提回家感到非常吃力。
❼很難進行需要使力的家事（使用吸塵器，鋪床墊棉被或拆裝被套等）。

若出現任何一項前述症狀都要當心，也許快成為運動障礙症候群的前兆。如果置之不理，將無法做好日常生活基本動作，無論是站立、坐下或步行等，更甚的是，就此臥床不起的風險大增。為了延長「健康壽命」，透過飲食和運動一起來執行運動障礙症候群的預防對策吧。

運動障礙症候群
（肌肉系統障礙症候群）

不均衡的運動習慣和營養攝取所導致，甚至早在中年（不限於高齡者）就出現症狀。

檢驗是否患有運動障礙症候群，並加以預防

評估方法：

❶「站立測試」坐在10cm / 20cm / 30cm / 40cm四種不同高度的座椅，觀察能不能以單腿或是雙腿起身後，而不會往後回座的程度。

❷「2跨步測試」盡可能地用到大腿肌肉跨出2步距離（2步長度），除以身高的「2跨步數值」來評斷。

2步長度（cm）÷身高（cm）= 2跨步數值

▼ **評價**

運動障礙等級 1：肌力功能開始退化

❶ 不能用任一腿從40cm高處座椅站起來

❷ 2跨步數值小於1.3

運動障礙等級 2：肌力功能退化持續進行的狀態

❶ 雙腿不能從20cm高的座椅站起來

❷ 2跨步數值小於1.1

◆**預防運動障礙症候群的對策①挑選有助於肌肉生長的食材**

要能長出肌肉最需要的就是優良蛋白質。從平日有意識地積極攝取，例如將滑溜溜食材的鰹魚、鮪魚、雞肉（雞胸肉）加入食譜，將有助於增加人體肌肉量。

◆**預防運動障礙症候群的對策②滑溜溜食材對於紓解關節疼痛有效**

關節與關節間有如緩衝墊般的軟骨，若可以保持良好狀態，將有防止運動障礙症候群的效果。滑溜溜食材中除了以納豆、山藥、秋葵為主，也要積極攝取鯊魚鰭魚翅、鰻魚等帶有黏稠成分的食物。

●**預防運動障礙症候群的運動對策③做家事或日常購物等，勤勉地讓身體活動**

運動是必要的，但不需過度劇烈。關鍵在於「要讓身體勤勉地活動」。左頁表格顯示各種家事做足十分鐘時所消耗的卡路里量。令人驚訝的是，清潔地板和洗衣服的消耗卡路里量幾乎與步行相同。

就算苦於「找不到時間運動」的人，如果每天奮發地做家事，相信可以充分預防。

此外，邊看電視邊伸展，前往購物目的地時盡量使用樓梯等，在日常生活中積極讓身體活動活動。

家事做足十分鐘時
所消耗的卡路里量

烹飪（料理／清潔）	26kcal
洗衣（晾衣服／收衣服）	32kcal
熨衣服	25kcal
床墊棉被的移上移下	44kcal
擦拭地板	36kcal
吸塵器	27kcal

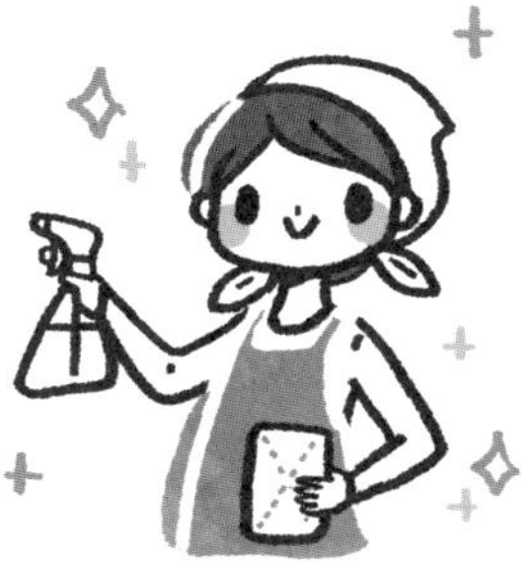

家事做足十分鐘時
所消耗的卡路里量

騎自行車	35kcal
步行	31kcal

效果6

便祕

調整腸內環境，消除又凸又硬的小腹！

日本厚生勞動省在平成25年（西元二〇一三年）進行的國民生活年度基礎調查中，得到便祕人口約有五百萬人，其中女性占約70％的結論。提到便祕一般認為發生在女性身上較多，但根據某項問卷調查，大約30％的上班族男性表示「排便不規律」。甚至在兒童中，回答「一天排便一次」的中小學生也只有四成左右而已。

雖然大多數國民都有便祕的困擾，但如果放任不管，皮膚就會變得粗糙、情緒急躁焦慮、疲勞感、痔瘡等症狀出現，也是小腹凸出的原因。將滑溜溜食材納入日常飲食習慣中，並改善生活規律作息，徹底消除便祕，開始順暢人生吧！

膳食纖維幫助排便好順暢！

為了讓便祕遠離，其中最需要的，第一是「水分」，第二是「膳食纖維」以及第三的「適度運動」。

膳食纖維不會被消化吸收，而是直接到大腸，且因為膳食纖維具有高吸水和保水能力，可以軟化大便並促進排便。攝取富含大量膳食纖維的滑溜溜食材，或是對於緩解便祕很有效果的醱酵食材，可以讓我們向便祕體質說再見。

◆改善便祕食譜①納豆優格

大家都知道優格對便祕有益，同樣是醱酵食品的納豆或泡菜也有相同功效。可在納豆中拌入純優格（1～2大匙），雙重醱酵食材的功效更大。也可以再撒上大量黑胡椒粉，味道更美味，相當推薦。

◆改善便祕食譜② 香蕉溫優格

優格加溫後對便祕更有效，促進鈣等營養素吸收的同時，不讓胃過寒，也很容易製作。在耐熱容器中加入優格以及屬於滑溜溜食材的香蕉，放進600w的微波爐中加熱1分鐘即可。溫度過高有礙於乳酸菌發揮效果，因此以皮膚溫度為加熱基準。

◆改善便祕的生活習慣食譜——晨間起床後喝一杯水

早晨起床後一口氣喝一杯（200mℓ）的水或溫熱水，刺激腸道促進排便。

●改善便祕的運動對策——10分鐘俯臥滾動體操

以俯臥姿勢，全身左右滾動五次以上，如果可以的話，進行十分鐘，按摩不容易按到的小腸會因此受到刺激，可以改善便祕狀況，找回年輕腸道。

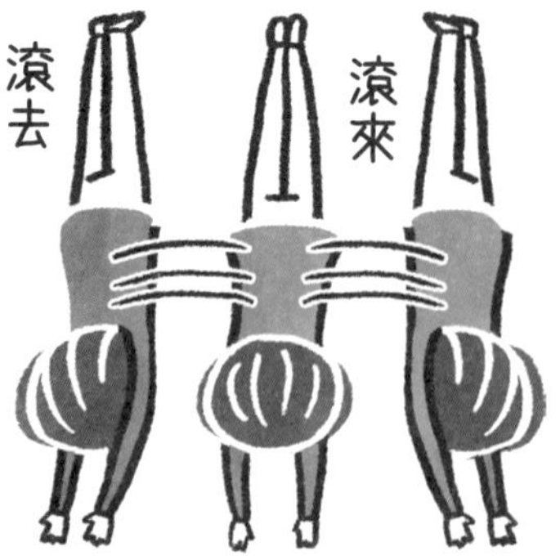

便祕與中藥

如果平日食用滑溜溜食材，大多可以改善腸道內環境，同時解除便祕狀況。也有很多中藥藥材是可以積極地改善腸道環境並消除便祕的。

就中醫原理來說，有藉由讓身體保持暖和的原理來治療便祕，也有藉由寒性療法來治療便祕的方法。對於「一旦寒冷，便祕症狀便會加重」的人，則需要讓身體保持暖和的中藥。

如前所述，西藥的瀉藥可視為寒性療法。因為便祕過於嚴重，而需要讓患者服用瀉藥。但如果服用瀉藥時出現胃痛或腹瀉的人，需要改用讓身體保持暖和來緩解便祕的中藥方式。但請不要由自己判斷，須與專業中醫師諮詢。

在此介紹推薦的中藥藥材。例如「大建中湯」，是從山椒、乾薑、人參、膠飴的中藥藥材提煉出來。山椒是吃鰻魚時熟悉的辛香料，乾薑是將蒸過的薑再乾燥處理，人參是藥用人參，膠飴是糖的一種。

效果是促進腸道血液循環，改善低落的腸道機能，同時藉由山椒的效果激活腸道蠕動。

乾薑具有增加腸道血流量和改善腸道蠕動的功用。這種中藥不止單方面地增強腸道蠕動，同時也活化腸道的血液循環，因此服用中藥後表示「暖胃的感覺很舒服」的人有很多。

效果 7

壓力

不累積壓力，培養抗壓體質

滑溜溜食材，活化腦部更靈光

人們或多或少都有壓力，無論是誰都有各自不同的壓力。平成14年（西元二〇〇二年）的「國民營養調查」結果顯示，在日常生活中感到壓力的人約占八成之多。

話雖如此，壓力並不全然是壞事。有時候也可以把壓力當作是讓生活充滿活力幹勁的活化劑。問題是高度壓力下的緊張狀態若長時間持續，會讓心理及身體方面出現像是身心症、焦慮症、抑鬱症等嚴重症狀。甚至因為壓力而減少食量，或是相反地以暴飲暴食、偏食的飲食方式，打亂均衡營養的攝取。心理方面如果失衡崩壞，身體機能也將無法正常運作。

當然，檢視飲食習慣並不能直接緩解壓力，但是可以打造不輸給壓力的健康體質。培養出可以抗壓的強健體質的基本，就是均衡飲食。當一個人有壓力時，身體會出現讓自己免受壓力的保護機制。為了防衛，會消耗體內的維生素、蛋白質和鈣質。如果將這些營養素轉換成相對應的滑溜溜食材，就是蔬菜類、海藻類，鰻魚和雞蛋等。

此外，能激活大腦的食物包括大豆製品、發芽糙米、魚（沙丁魚、鯖魚、鮪魚等），以及芹菜等。

◆戰勝壓力食譜① 鰻魚糙米飯

富含維生素B_1、B_2的鰻魚，與具有活化腦作用的糙米組合，可以補充容易被壓力消耗的營養成分，並增加大腦靈活性。

◆戰勝壓力食譜②芹菜和柿子的清爽沙拉

滑溜溜食材的柿子，加上具有鎮定壓力效果讓精神回復的芹菜，切成容易入口的大小，再淋上柚子芝麻醬，即完成一道簡單的沙拉。另外像是用香蕉和牛奶打出的香蕉奶昔，是有助於穩定情緒的推薦飲品。

可以安定情緒的兩個「按壓穴位」

當感到壓力來襲，為了消解身體心理的緊繃狀態，可藉由運動或音樂舒緩心情，畢竟，為自己帶來可以放鬆的時間很重要。

或是建議可以簡單地隨手「穴道按摩」，也能達到緩解焦慮和緊張感的效果。

●神門：鎮定焦慮或沮喪不安的感覺

手掌的小指側在手腕部位有些微凹陷的部位就是神門穴位。將拇指放在此處，其他手指抓著手腕，然後分別順著左手腕和右手腕的順序各按壓30次。訣竅在於足以感覺到「好舒服啊」的按壓力道。

●合谷：讓情緒冷靜下來，恢復平常心

手背上的拇指和食指骨頭之間的分隔相交處就是合谷穴位。將拇指放在此處，稍微有些力道地按壓看看，左右兩手各約30次。

壓力與中藥

長時間曝露在壓力下會導致精神症狀的出現，憂鬱症就是其中一個例子。

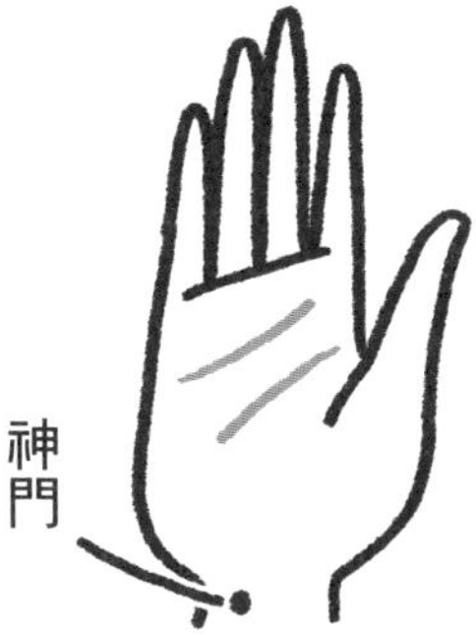

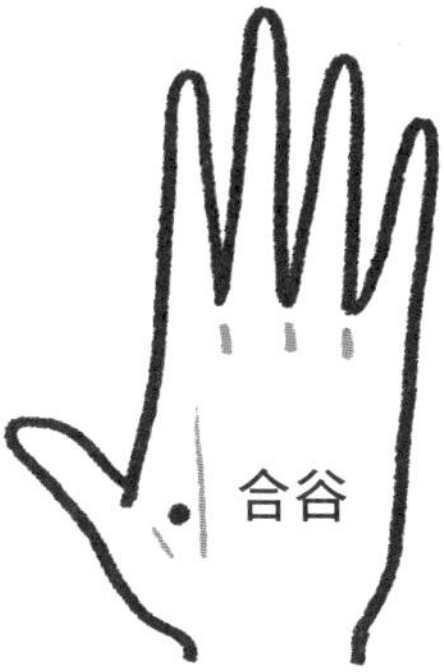

憂鬱症患者的體內，因為一種稱作血清素（serotonin）的重要神經傳導物質，呈現逐漸減少的狀態。最近聽說已經開發出可以增加血清素等的抗憂鬱症良藥，是憂鬱症患者的福音。

為什麼用來傳導神經重要的血清素無法在體內產出呢？雖然仍在研究中，但有很多研究者認為這是為了在壓力下保護身體的機制。因此根據我們的研究結果，經由動物實驗得知，如果長期持續地承受壓力，體內將產生稍微不尋常的受體蛋白質，這種蛋白質可能和血清素能否被釋出很有關聯。若服用會增加血清素的藥物，或一旦解除壓力，該蛋白質就恢復原來狀態，讓傳導神經的血清素可以恢復正常地釋出，這是目前依據研究所得到的觀點。

此外，某些中藥也證實具有快速讓這些蛋白質恢復原來狀態的功效，因此以中藥改善憂鬱症的案例也有很多。

對於正因為憂鬱症而煩惱不已的人，建議盡快諮詢專家，迅速地早日治癒焦慮不安的情緒。

效果8

自我保健和免疫調控制是關鍵措施

花粉症・過敏

據說日本人每3.5人就有一人有「花粉症」的困擾。每年快接近花粉季節的時候，許多人就會開始感到憂鬱不安。據說花粉症患者增加的原因，來自飲食生活的問題，或是受到壓力大增的影響。

花粉症主要症狀是打噴嚏、流鼻涕、鼻塞、眼睛發癢和結膜炎等。哪些症狀容易出現，或是症狀的嚴重程度因人而異，受到個人的體質、身體狀況、自主神經系統、荷爾蒙平衡狀態等的影響。

據說有過敏體質的人更容易得到花粉症，即使現在還沒有出現症狀的人，也可能會突然發作。若意識到自己有生活不規律、睡眠不足、壓力累積、營養偏差等狀況的人需要多注意。為了多少可以預防或減輕花粉症的症狀，重要的是積極攝取滑溜溜食材，例如蓮藕，以及日常生活中的自我保健之道。

五大對策的自我保健要點

首要對策，盡可能不讓花粉附著，不將花粉帶入。

❶戴護目鏡和口罩，防止接觸花粉。
❷棉被和衣物在室內晾乾。
❸玄關門前抖落身上的花粉。
❹回到家後立即沐浴。
❺使用空氣清淨機。

◆改善花粉症的食譜① 蓮藕熬煮汁

滑溜黏稠的成分具有保護黏膜、調節腸內環境並有效抵抗花粉症的功效，例如蓮藕。如果可能的話，食用蓮藕熬煮汁更可以提高吸收能力。一鍋300㎖的水煮沸，加

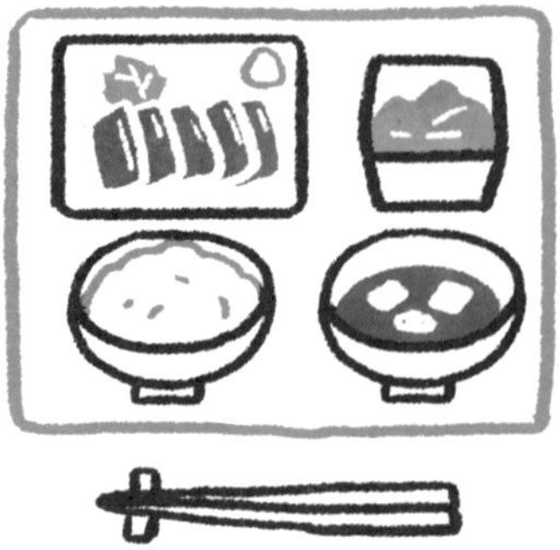

入輪切狀的蓮藕60克熬煮成蓮藕汁，建議早晚各喝50㎖，剩餘蓮藕汁放在冷藏庫中保鮮，在一週內喝完。

◆改善花粉症的食譜② 壽司和生魚片

對花粉症有效的滑溜溜食材，建議的有鯖魚、竹筴魚、沙丁魚和鯛魚。尤其是可以直接生食的壽司和生魚片較好，具有效減輕過敏症狀，讓免疫能力恢復正常運作的功效。另外，搭配壽司和生魚片一起食用的芥末，也有暫時改善鼻塞的效果。

●改善花粉症的生活習慣對策——茶樹精油沐浴

在此也介紹可以一邊沐浴，一邊提升低落免疫力的方法。

滴2～3滴茶樹精油在40℃左右的浴缸中，在晚上就寢前，慢慢放鬆地泡澡。清新帶有清潔感的茶樹精油香氣

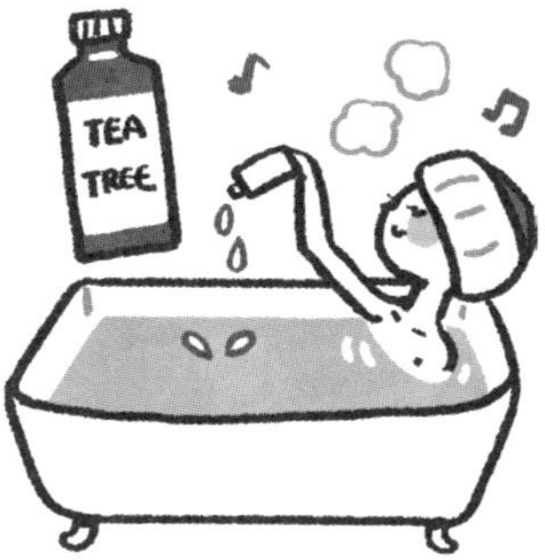

可以使心情感到舒暢。鼻塞狀況也會變好，可以舒服地入睡。從茶葉中提取的精油具有很強的殺菌活性，還具有使免疫功能正常化的作用，請一定要嘗試看看。

效果 9

預防失智症

在飲食習慣上用心來預防失智症

隨著人生80歲的高齡時代來臨，失智症已成為生活周遭常見的問題。對於患有失智症的患者本人，以及在身邊支持的家人們來說，因此出現了需要解決的照護問題。如果可以預防失智症，那就再好不過了。

失智症與飲食習慣有密切關係。若養成良好的飲食習慣，對於身體和大腦來說，就減少了罹患失智症的風險。

預防失智症的有效食材

保持年輕大腦的飲食要點有三：「低鹽」、「抗氧化」、「膽固醇」。此外，男性每天攝取的鹽量8克，女性7克為合適。營養均衡的健康飲食不僅有益於治療與生活習慣有關的疾病，例如高血壓和動脈硬化，還可以有效預防失智症。將有助於預防失智症的滑溜溜食材作為飲食攝取的重心，重新回顧調整自己的飲食習慣吧。

■魚

青皮魚中的鯖魚、沙丁魚和秋刀魚，鮪魚的腹部肉、青甘魚、鰻魚、紅鯛魚、鮭魚卵等具有大量對大腦有益的成分。請挑選越新鮮的越好。

■菇類

富含膳食纖維的菇類。尤其是香菇中所含的香菇嘌呤物質（eritadenine）、植物固醇（phytosterol）、麩胺酸（glutamic acid），可以抑制腦的衰老作用，並有效預防失智症。

■納豆

以納豆為首，和其他大豆產品，包括卵磷脂和維生素，可增強記憶力並激活大腦，防止大腦衰退，並減緩失智症的進程。

■橄欖油

橄欖油中的油酸（oleic acid）對失智症有效。油酸據說可以減少失智症患者腦中堆積的物質β澱粉樣蛋白（beta-amyloid）的量。

■咖啡

咖啡中所含的咖啡因，現在與多種疾病的預防有關而受到關注。也有研究數據指出對於預防失智症有效。請飲用不加糖或牛奶的黑咖啡為宜。

■芹菜

芹菜中所含的一種化合物「3－n－丁基苯酞」具有抗發炎作用，可以減輕腦內發炎症狀，已證實芹菜可以治療例如失智症等多種腦部疾病。

■咖哩（薑黃）

在印度，咖哩可稱作是一種國民食物，阿茲海默症型的失智症患病率比其他國家少。這個數字是美國的四分之一。

其中希望大家關注的是薑黃。據說薑黃中所含的薑黃素對預防失智症的效果相當好。薑黃不僅可以從咖哩中攝取，還可以更積極地加薑黃在沙拉和湯裡一起食用。

■椰子油

椰子油含有中鏈甘油三酸酯，可轉換成人體大腦的能量來源——酮體。椰子油可用於調味料或直接加進咖哩中，因為椰子油可以很容易地添加到餐飲中，讓我們的日常飲食盡可能地接受椰子油。

◆預防失智症的食譜①口感咕嚕咕嚕的日式蘑菇咖哩

使用大量的蘑菇、鴻喜菇、舞菇等的菇類，做一道口味溫和的日式咖哩吧！如果將蘑菇切細，更具滑溜黏稠口感。

預防失智症與中藥

有一種稱作「鈎藤散」的中藥可以促進大腦的血液流動。因為可以有效預防血管方面的失智症，而成為關注的話題。鈎藤散有助於腦部血液循環。

我們將與人類一樣容易因高血壓而腦中風的動物作為實驗對象，檢測鈎藤散對於腦部血液流動的作用。通常，即使夜間血壓略有下降，大腦中的血液流動也始終保持恆定。但是，在患有高血壓的動物身上發現，當血壓在深夜下降時，大腦中的血液流動量也會跟著減少，無法保持恆定的腦部血液流動。

但是，當實驗對象服用中藥鈎藤散時，發現即使夜間血壓有某種程度地下降，大腦中的血液流動量也可以保持恆定。若有動脈硬化的情形，如果沒有維持一定的血壓，就無法向大腦供應足夠的血液，故此種中藥被認為有助於讓血液更容易地輸送到大腦。

如何保持健康的神經細胞很重要，此種中藥因為有助於提升血液流動量，似乎也賦予了神經細胞健康活力。

效果10

眼睛感到疲累・眼睛疲勞炎

當心「PC老花眼」和「智慧手機肩膀」！

一到傍晚，東西變得不容易看清楚，小字也看起來模糊不清……長時間使用電腦工作，一整天都是緊盯著智慧型手機的狀態，是否在不知不覺中讓眼睛過度勞累了呢？

平常總是以相同姿勢觀看電腦螢幕或智慧型手機，螢幕中透出來的藍光直接照進眼睛，想必讓眼睛和身體承受很大的負擔。

具有調節聚焦功能的睫狀肌會疲乏，特別是在傍晚之後，不僅聚焦變得困難，小字不容易看清楚等老花眼症狀會開始出現，也被稱作「PC電腦眼」等。

此外，為了盯著智慧手機看，背拱成圓弧狀的貓背姿勢若是一直持續，頭部與肩頸的肌肉緊繃狀況會更加重，這是所謂的「智慧手機肩膀」。

眼睛充血、乾眼症等眼睛疲累現象，雖然好好睡一晚大多可以回復，但若長時間讓眼睛一直是疲倦狀態而不處置，可能會陷入更嚴重症狀的「眼睛疲勞炎」。

「眼睛疲勞炎」意味著就算晚上睡一覺後，眼睛的疲倦感還是沒有消除，不僅可能會導致視線模糊或疼痛，還會出現頭痛、肩膀僵硬、視力低弱和食慾不振等症狀，遠遠超越眼睛疲累的症狀。

滑溜溜食材，改善眼睛的疲勞！

經常性地使用眼睛或容易感到疲倦的人，應多攝取一些對於眼睛疲倦有效的食物，來預防眼睛疲勞炎。

維生素A是一種被稱為「護眼維生素」的營養素。具有保護眼睛黏膜的眼角膜和眼結膜的功效。含有大量維生素A的有綠色和黃色蔬菜，例如胡蘿蔔、南瓜和花椰菜等，還有滑溜溜食材中的韭菜、麻薏、鰻魚、鮪魚，以及動物肝臟等。另外，維生素B群和維生素C也是對眼睛有益的良好營養素，為了健康的眼睛，積極補充有益營養素吧！

◆可以緩解眼睛疲勞的食譜①和風柚子醋拌山藥及海蘊

具有預防眼睛老化的海蘊加上可增強淚腺黏膜的山藥保養眼睛組合。山藥切碎並放入容器中，再鋪上海蘊、梅肉、海苔碎片、生薑切絲等，淋上和風柚子醋輕輕混拌。

◆可以緩解眼睛疲勞的食譜②鮪魚納豆蓋飯

富含可以修復眼睛角膜的牛磺酸（taurine）的鮪魚，加上富含維生素B_2的納豆蓋飯。納豆的滑溜黏稠成分與鮪魚是完美組合。鮪魚生魚片，加上小黃瓜切塊，與納豆混拌，淋上芥末醬油，再依個人喜好，加入蔥、紫蘇、白芝麻等更加美味。

◆可以緩解眼睛疲勞的食譜③奇亞籽冰沙

超級食物「奇亞籽」內含的有效成分，具有可保護視網膜並防止視力下降的功用。可以加進香蕉、鳳梨、酪梨和水一起飲用，份量可依照個人喜好，關鍵是要加入10～20粒的奇亞籽種子。

對疲勞眼睛有益的護眼運動

可改善眼睛周圍的血液循環，放鬆緊繃肌肉並緩解疲勞的護眼運動。如果因為使用電腦或是精細作業後感到眼睛疲倦，請進行護眼運動，恢復眼睛的聚焦能力。

❶雙眼緊閉，再大大睜開。

❷睜開眼睛，讓臉正對前方不動，眼球視線左右移動。

❸同樣，眼球視線上下移動。有節奏地重複此護眼動作5分鐘。

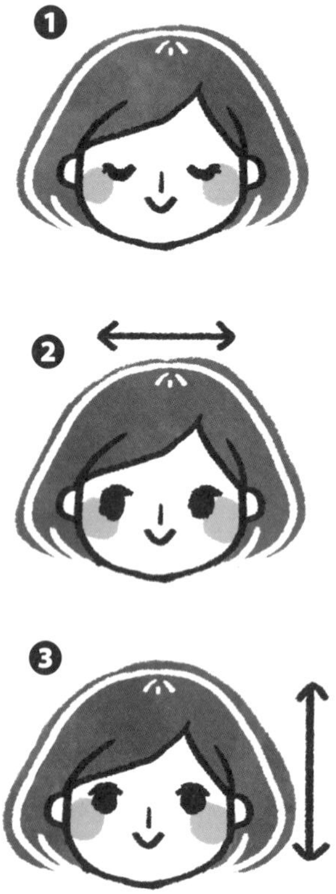

效果11

更年期障礙

重新檢視飲食習慣，健康度過更年期

所謂的更年期是指因荷爾蒙失調而引起的各種身體不適症狀。主要症狀稱為「熱潮紅」、「潮熱」或「Hot flash」，突然大量出汗、失眠、焦躁、抑鬱等症狀，還會出現疲勞、倦怠感、集中力欠佳等症狀。

均衡營養的飲食習慣是邁向改善生活的第一步

有關飲食習慣，保持每天均衡地攝取營養是很重要的，包括維生素、礦物質、蛋白質、纖維、碳水化合物和脂質。在更年期更要特別留意攝取的食品及營養素，將在接下來的內容中介紹。

■大豆製品

大豆含有許多異黃酮，其作用類似於女性荷爾蒙雌激素。因為它也是一種很優質的蛋白質，因此積極地食用納豆、豆腐、豆渣、油豆腐、豆漿等大豆製品吧。

■鈣

特別是更年期後的女性，體內鈣質開始容易從骨骼中流失。

應該注意鈣質的攝取，因為若缺乏鈣質，骨骼會變脆，導致骨骼疏鬆症。若是與有助於鈣質吸收的維生素Ｄ一起食用會更有效。例如曬乾的香菇中含有豐富的維生素Ｄ等。

■滑溜黏稠成分

滑溜溜食材，例如納豆、秋葵、海蘊、山藥、滑菇等。據說有幫助蛋白質消化、吸收的作用，也有助於促進荷爾蒙的作用。

特別是海蘊、山藥等所含的營養成分，可以有助於促進腎上腺分泌的男性荷爾蒙激素量增加。

此外，菇類不僅具有抑制更年期特有的熱潮紅、盜汗等症狀的作用，也具有消除焦躁情緒的效果。

◆陪伴更年期的食譜——多樣食材豆漿鍋

將喜歡的蔬菜類，像是胡蘿蔔和大白菜等、滑溜溜食材中的菇類，加入豆漿中一起燉煮。這一道食譜可讓人有效地吸收異黃酮以及鈣質，同時攝取了豐富多樣的蔬菜，營養十分均衡。

更年期障礙與中藥

當女性在迎向更年期的時期，女性荷爾蒙雌激素會急劇地減少。在這時期的前後會出現更年期障礙症狀，例如「寒冷症」、「熱潮紅」、「Hot flash」、「失眠」等

隨著女性荷爾蒙減少，體內對於血管具有擴張作用的降鈣素（calcitonin）基因相關胜肽（CGRP）也在減少。只是就算CGRP的量減少了，為了讓血管保持正常功能，即使少量的CGRP，也能有效擴張血管，也就使血管對CGRP的反應變得敏感。

然而，女性荷爾蒙減少，讓血管擴張的CGRP也減少，但血管較敏感仍能擴張，也沒有什麼問題，有些人只是一時性減少，CGRP會回到原本的量。這時候，身體好不容易自行調整以少量的CGRP就可以維持血管擴張，但一時性回到原本的CGRP量時，血管已變敏感反而過度作用，讓血管擴張超過正常情況，這就形成所謂的「熱潮紅」。中藥方面用來舒緩「熱潮紅」常見的是「桂枝茯苓丸」。「桂枝茯苓丸」不會增加雌激素的量，只會增加CGRP的量。因此，就算CGRP的數量一時性回復，也不會出現「熱潮紅」。然而，這也會因每個人不同的症狀和體質而異，請諮詢中醫後再服用適合自己體質的中藥。

除熱潮紅外，更年期症狀還會出現像是「失眠」或「不安」等精神方面的症狀。從實驗也證明，若將動物的卵巢去除，將會感受到前所未有的壓力，並加劇焦慮症狀惡化。對於這種出現嚴重精神症狀的更年期障礙，中藥方面經常會以「加味逍遙散」來醫治。

中藥的處方箋會根據更年期的症狀而有不同。服用適合每種症狀的中藥，可以健康地度過更年期。

為了更健美的滑溜溜食材活用法

本書內容到目前為止，是依據各種疾病的症狀介紹了滑溜溜食材的活用法。

但滑溜溜食材的神奇功效還不止於此。

為了能夠永保年輕活力，滑溜溜食材具有很大的效用。例如，雖然不能說可以醫治疾病，但可以改善新陳代謝症候群的肥胖，讓皮膚變得美麗等。

實際上，有很多滑溜溜食材針對保持「健康長壽」也具有讓人滿意的效果。

在這裡，將對於大多數人關心的「減肥策略」和「美肌」繼續說明。

肥胖對策

不僅低卡路里還可以均衡營養

滑溜溜食材的營養豐富、熱量低，食材本身具有體積存在感，因此可以帶來飽腹滿足感，種類也很多樣化……。

如果有滑溜溜食材，會感到「體重控制好輕鬆」，能夠讓這句話實現的就是滑溜溜食材。為了改善和預防肥胖，到目前為止，或許可以說是沒有出現其他「合適」的食材成分。

滑溜溜食材富含品質優良的蛋白質、鈣或膳食纖維。而且不管哪一種滑溜溜食材都是低熱量，因此可以不用擔心卡路里，輕鬆食用。特別是菇類和海藻類，幾乎是零卡路里！接下來要介紹滑溜溜食材的組合。

挑選自己喜歡的滑溜溜食材以及組合方式，同時也可依照個人喜好調味及烹調，自創帶有個人風味的食譜是一種生活樂趣。

滑溜溜食材中的王者——納豆，本書接下來將推薦使用納豆的食譜菜單，以及介紹各種不同種類的組合。

■建議「每天吃一盒納豆」

每天吃一盒納豆。無論是誰都可以簡單執行的減肥計劃。

納豆有助於抑制脂肪堆積並幫助燃燒脂肪，屬於優良的蛋白質，卡路里低的理想健康食物。納豆所含的大豆皂苷（saponin）可以有效預防肥胖，幫助打造不容易肥胖的體質。

●組合①：納豆＋橄欖油

在納豆中加入橄欖油，每天食用一盒。橄欖油具有幫助消除便祕的作用，也對隆起的小腹有效。納豆中所含的維生素K具有造骨功能，與油一起攝取會提高吸收效率，因此也可以預防骨質疏鬆。

●組合②：納豆＋泡菜

混拌等量的納豆和切碎的泡菜，每天食用一次，例如晚餐菜單中就換上這一道納豆泡菜吧。實際上，這種同為酸酵食品的組合，是對付肥胖的最強食譜。

促進新陳代謝，發揮脂肪燃燒作用，連畏寒症也受到改善等。

美肌

滑溜溜食材的美肌食譜讓人由內美到外！

滑溜溜食材不僅含有打造美肌不可缺少的玻尿酸及膠原蛋白，還含有大量豐富的維生素和礦物質。藉由食材攝取對皮膚有益的營養素，從體內調養皮膚的狀況，讓皮膚變得具有彈性及光澤。

無論您使用多麼昂貴的高檔化妝品，皮膚內側若堆積了很多老廢及暗沉的物質，要想擁有具光澤的美麗肌膚非常困難。攝取足夠營養的同時，將皮膚本身具備的修復力引導出來，是恢復健康美麗肌膚的捷徑。

皮膚狀況不佳也同時反映出身體的狀況，因此保持清潔健康的體內狀態，就能打造出透明清亮又保濕滋潤的美肌。

用食材吃出美肌

在充分補充皮膚所需的營養素之前，需要做一件重要的事情，那就是體內排毒。打造美麗肌膚的第一步是去除體內不需要的東西，保持清爽的體內環境是先決條件。因為腸內狀態若是很糟，就算特別攝取對皮膚有益的營養素，也會無法充分地吸收。

這種腸道排毒可以藉由食物的力量來完成。以滑溜溜食材的海藻類為首，還有秋葵、蘋果、富含膳食纖維的牛蒡等蔬菜，若能大量地攝取，就可以讓腸道變得清爽乾淨。昆布、海帶、海藻等富含水溶性植物纖維，也具有促進停滯不前的宿便排泄出體外的功效。

體內排毒後，腸道環境也跟著清潔，體內是乾淨狀態，就能讓美肌食譜發揮功效。保持這樣的循環步驟，就是輕鬆打造美麗肌膚的關鍵。

哪些食材具有美肌魔法？

■蓮藕

可能有些讓人感到意外地，蓮藕內含豐富的維生素C，含量之高竟然能與檸檬相互匹敵。維生素C可有效預防斑點和雀斑，也是幫助膠原蛋白製造的必需營養素，但很容易溶解於水且不耐熱，是在攝取上要注意的困難點。然而，蓮藕中所含的維生素C，因為受到澱粉的保護，具有不容易被熱破壞的優點。用烤的或煮的加熱方式都ＯＫ。此外，蓮藕還有除去酵素活性的功用。

■柿子

柿子也含有豐富的維生素C，含量約為橘子的2倍。維生素C可以防止黑色素沉澱，柿子中更含有L半胱胺酸（l-cysteine）的成分。這成分會往變黑的黑色素推近，將變黑的角質排出體外，就可以讓色斑淡化，變得不太明顯。

柿子是屬於秋天的水果，除了可以直接食用之外，加入沙拉中也很美味，在用餐中也可以欣賞秋天的色彩，非常推薦。

◆打造美麗肌膚的食譜①檸檬醬汁拌蓮藕

蓮藕切成厚度1公分容易入口的大小，在鍋中快速燙煮。取出放在篩盤上去除水氣，在冷卻之前，加入檸檬汁、檸檬皮（細條狀）、蜂蜜和香草鹽，攪拌均勻即完成。這一道食譜含有大量的多酚（polyphenol）和維生素C，因此可以讓皮膚變成結實有彈性的美肌。

◆打造美麗肌膚的食譜②柿子地瓜沙拉

柿子和地瓜切成厚度2公分的塊狀，在微波爐中加熱地瓜。將柿子和地瓜放進碗中淋上橄欖油，再淋上奶油濃稠狀的馬斯卡彭醬（馬斯卡彭起司奶酪＋新鮮奶油），撒上粗黑胡椒粉即可享用。這是一道含有豐富食物纖維的體內排毒與美肌食譜。

COLUMN 2

〔 滑溜溜食材雜談❶ 〕

黏的美學

滑溜黏稠的日文「ねばねば」寫成漢字的話就是「黏黏」。從漢字的起源來看，人們認為「黏」源於米字邊的「占」一詞所衍生出來的擬聲擬形文字。米飯只要沾上一處就會出現黏性……。然而，最初不是「米字邊+占」，而是「黍字邊＋占」，據說是從五穀之一的「黍（小黃米）」的黏性為起源，發展成「黏」這個字出來的。

在日文中，使用漢字「黏」的相關用語有「頑強」、「永不放棄」、「堅韌」等，甚至也運用在相撲上，有著「不屈不撓」的意涵。從某種意義上來說，都帶有正面意義，例如：堅持到最後決不放棄的精神、在需要發揮力量使出最強一擊、專注力、強勁勝負競爭心等，都會使用到「黏」一字。

這種堅韌、毅力、耐力、不屈不撓的頑強精神，也在過去戰爭、東日本大地震的重建歷史中，作為日本人保有的美德之一，世世代代流傳承著。

在日本，納豆和昆布等「滑溜溜食材」，自古以來就是熟悉又親近的食物，或許其中流露著最根本的「日本之心」。

第3章

滑溜溜食材的食用方法及保存方法

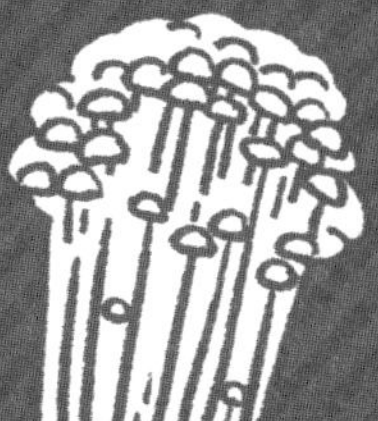

了解食材特色，有效攝取營養

滑溜溜食材的黏稠、滑溜、綿糊等獨特口感，從小孩到老人，無論任何世代或年齡層，都是很受歡迎的食材。可以簡易地與其他食材組合，藉由黏稠液及濃稠糊狀，咕嚕咕嚕地輕鬆通過喉嚨，不僅促進食慾，營養價值也很高，衷心推薦您在每天的餐點中積極攝取。

本書接下來將介紹納豆、山藥、秋葵等具代表性的滑溜溜食材，包括功效、建議的食用方式、保存方法等。例如，由於黏液素本質不耐熱，食用時盡量以生食方式，或是短時間的加熱調理方式，保留住黏稠度是關鍵。也將針對食材本身具有的功效，盡可能地讓功效不受到損害的有效攝取方式。

若能了解每種滑溜溜食材的特性，將會更有效地攝取到有益健康美麗的滑溜黏稠成分，讓我們在日常生活中製造更多可以攝取滑溜溜食材的機會吧！

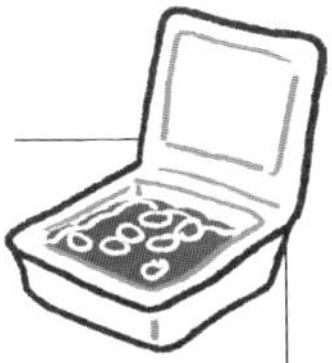

納豆的成分與食用方法

「納豆」多年來一直支持著日本人的健康生活。納豆可以說是滑溜溜食材的主角，含有很多的黏液素。其中滑溜黏稠成分也含有從納豆菌生成的一種蛋白質分解酵素——納豆激酶。若想要有效攝取滑溜黏稠成分，非常推薦納豆。

此外，納豆不僅含有黏液素和納豆激酶，還有優質蛋白質、鈣質、維生素類等各種可以發揮健康效果的高營養價值食品。被稱作「國民健康食物」是相當貼切的說法，本章節將介紹納豆具有的優質健康功效。

用大豆製成的酸酵食品，對健康和美麗有效

納豆是大豆經過酸酵製成，因此富含維生素B。為了可以促進脂質和糖的代謝，納豆可以降低血糖值，是可以改善糖尿病體質的推薦食物。

此外，也含有打造美肌不可或缺的維生素B群，以及豐富的維生素E和K，低熱量，富含高蛋白質、鈣質和膳食纖維，對於正在節食減肥的人相當推薦。

納豆的黏稠成分含有納豆激酶，具有溶解血栓的強力功效，還含有可以調節荷爾蒙平衡的水溶性胜肽。

平均一天1～2盒，最推薦直接食用

黏液素不耐熱，因此為了保有最好的營養效果，不加熱直接食用是最推薦的。通常也會加上青蔥、海苔、白蘿蔔泥、酪梨、泡菜等各式各樣配料來享用。

平均一天攝食的納豆量以1～2盒是理想的。平均一盒50克的納豆，大約含有約1500FU的活性納豆激酶。

每天所需要的活性納豆激酶攝取量約2000FU。所謂的FU是用來表示可以溶解血栓的納豆激酶的活性單位，即是「Fibrin Unit」。

順帶一提，接近食用期限的納豆所含的納豆激酶活性也會變低，因此不要一次買太多，應該要越早吃完越好。

攪拌完全增加黏稠口感

美食家北大路魯山人（日本知名藝術家）在他的著作中談到了納豆，「要花費時間和精力，不遺餘力地，應該要竭盡所能地重複攪拌至極致」有這樣的記載。

理想的攪拌次數雖然有一百次或是三百次眾說云云，但可以肯定的是，如果混合均勻，口感質地會改變，而且會發現變得相當美味。

黏稠度增加，與舌頭接觸的面積也越大，更可以讓好味道傳導開來。納豆的美味成分來自胺基酸，是否會隨著攪拌而增加似乎沒有明確證明。隨著攪拌次數越多，黏稠度變化越大，找到適合自己口感，能讓吃納豆更添趣味。

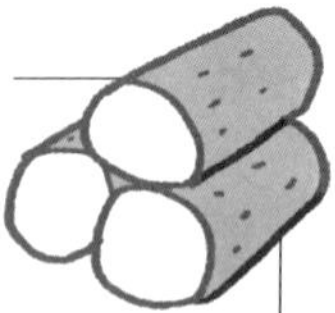

山藥的成分與食用方法

據說因為具有高營養價值，以及滋補強壯體力的功效，在日本被稱作「山中的鰻魚」。在中國，被稱為「山中之藥」。已有悠久歷史，從繩文時代之前就已經開始被食用。

山藥的種類很多，種類有長形山藥、大和山藥以及自然薯等。所謂的自然薯也簡稱「自然生」表示是日本本土原產的野生山藥。自然薯是中醫的稱呼，也稱作「野山藥」、「山藥」，含有豐富多樣的營養素。含有「澱粉酶」、具滋養功效的「黏液素」、活力的泉源「精胺酸（arginine）」，以及帶來強健體力的「膽鹼（choline）」等，每種營養素都有助於調理身體並增強健康。

山藥中含有的黏液素具有減緩腸道中碳水化合物吸收的功能，抑制血糖的突然升高。同時也有助於預防和改善胃潰瘍和胃炎，改善血液膽固醇，並有助於肝臟和腎臟機能。

食用時，研磨成泥或切成細絲狀

黏液素不耐熱，建議將山藥研磨成濃稠泥狀，或是切成細條狀後直接生食。因為質地光滑，很容易通過喉嚨，而且容易消化，因此可算是對胃有益的食物。若要加入湯汁食用的話，湯汁的溫度不要過高，大約是稍微放涼冷卻到差不多是人體皮膚溫度，再倒進山藥中食用。

富含維生素、鉀和酵素

山藥含有豐富營養素，包括維生素B_1、維生素C、鈣、鉀等。此外，山藥中所含的消化酵素、澱粉酶有助於吸收及消化，黏液素可以保護胃黏膜。因為山藥幫助消化和吸收功效非常好，可說是對胃非常有益的食物。

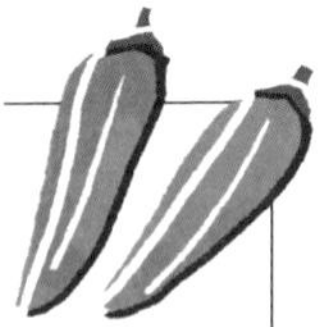

秋葵的成分與食用方法

秋葵是一種即使生食也可以連帶種子一起食用的黃綠色蔬菜。秋葵中含有的滑溜黏稠成分中，包括半乳聚糖（galactan）、果膠等豐富膳食纖維，並能促進腸道調節，達到預防便祕的效果。秋葵還可以保護胃壁，並修復受損的黏膜。

果膠是一種可將植物細胞連結起來的多醣水溶性膳食纖維。果膠具有將膽固醇排出並抑制血糖快速上升的作用。

富含胡蘿蔔素的綠黃色蔬菜

秋葵是一種含有多種維生素和礦物質的蔬菜。秋葵所含的胡蘿蔔素大約是萵苣的3倍，黃瓜的2倍以上。已知胡蘿蔔素具有抗癌作用，增強和提升低弱的免疫力，具有活化的作用。此外，胡蘿蔔素還可以在體內轉化為維生素A，強健頭髮和皮膚，維持黏膜和視力的功能。據說對於守護喉嚨和肺等的呼吸系統也有幫助。

富含對健康有益的鉀和鈣

秋葵更是富含鉀和鈣。鉀可以幫助排出過多的鹽分，對於預防高血壓有效，還可以防止因為長時間運動而造成的肌肉痙攣。

令人驚訝的是，秋葵也富含形成骨骼不可或缺的重要營養成分——鈣質。透過積極地攝取秋葵，將可以維持強壯健康的骨骼。

秋葵就算加熱也不會失去黏稠力

黏液素雖然不耐熱，但只有秋葵，因為受熱變性的蛋白質較少，所以就算加熱也不減其黏稠力。只需燙煮約2分鐘後即可食用，內含的維生素C不會受損。

和布蕪的成分與食用方法

比起海帶的葉或莖部，海帶的根部聚集了更豐富的營養素，海帶的根部我們稱作「和布蕪」。

實際上，特別是海藻類，含有大量的滑溜黏稠成分褐藻醣膠和海藻酸。此外，也含有包括維生素B群、鈣、碘等多種礦物質，據說對預防和改善與生活方式有關的疾病非常有益處。特別是滑溜黏稠成分裡的褐藻醣膠，具有增強免疫力的作用，並且還可以有效地預防花粉症。

具有增強免疫力的滑溜黏稠成分「褐藻醣膠」

和布蕪中含有滑溜黏稠成分「褐藻醣膠」具提高免疫力功效。褐藻醣膠被認定具有很強的抗癌作用，被稱為「抗腫瘤作用」，具有誘導細胞凋亡（只讓癌細胞自行死亡），抑制異常血管生成和增強免疫力的作用。

並且據研究報告指出，褐藻醣膠具有活化ＮＫ細胞（自然殺手細胞）的功效，而ＮＫ細胞具有破壞腫瘤細胞的作用。

因此，攝取和布蕪被認為是可以增強免疫力的飲食方式。

只需少量就可以獲得效果，是相當吸引人的食材

考量和布蕪對於健康有益的效果，每天必須吃多少量才足夠呢？

據說其實每天吃7克的生和布蕪，就會產生足夠的效果。

若是乾燥的和布蕪，約為2～3克。每天只要吃一口和布蕪就可以提升自身免疫力。

和布蕪在原始狀態下呈現褐色。在90℃或更高溫度下快速燙煮5秒鐘，褐色會被破壞，變成鮮綠色。或是細切和布蕪，倒入熱水，變成鮮綠色，只需簡單地淋上醋醬油或與納豆混拌，就可以美味可口地享用，也很適合作為湯的湯料。

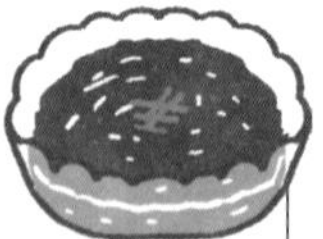

海蘊的成分與食用方法

大家可能比較沒有機會看到海蘊的原始樣貌，海蘊的形狀像是細細的線，有很多分支，長度約30～40公分。名稱由來是因為海蘊附著在其他海藻類上棲息生存著，因此日文的名稱海蘊是表示「吸附於其他海藻」的意思。

海蘊含有豐富的水溶性膳食纖維，例如褐藻醣膠和海藻酸。褐藻醣膠會干擾幽門螺桿菌在胃中的活動，因此有助於預防胃潰瘍和胃炎。此外，水溶性海藻酸還可以殺死O－157大腸桿菌。海蘊是一種無論是小孩還是年長者，對每個人都是絕對推薦的食材。

醋拌海蘊的食用方法最為推薦

至於如何食用海蘊，大多是用醋＋醬油＋味醂以1：1：1的比例，或用1：1的醋＋醬油，混合成「醋拌海藴」食用。

這樣的食用方法其實是最正確的，與醋一起進食不僅可軟化海藴的纖維質，並且促進營養素被吸收，讓海藴成為可獲得健康益處的最有效食材。

海藴中所含的褐藻糖膠，因為在加熱後食用較容易在體內被吸收，因此可以用加熱烹煮的方式來享用。例如，混合在玉子燒的蛋汁裡一起加熱，或是添加到湯和味噌湯中當作湯料食用。當然，加進沙拉裡也是很好的利用方式。

市售的「醋拌海藴」以盒裝來提供，有些是被調味等加工處理過，以延長保存期限。由於營養價值與未加工的幾乎相同，因此相當推薦。

海藴中所含的成分和性質

海藴所含最具代表性的營養素是水溶性膳食纖維，也就是帶有滑溜黏稠成分的褐藻醣膠和海藻酸。

也包含了其他膳食纖維、鉀和屬於類胡蘿蔔素的一種褐藻素，具有預防與生活飲食方式有關的疾病，以及改善便祕的作用。

麻薏的成分與食用方法

麻薏是黃麻的嫩芽，在阿拉伯語中意味著「國王的蔬菜」。這個名字源於古埃及故事，一位得了重病的國王因為飲用麻薏的湯品之後就痊癒的傳說。

麻薏的嫩葉和莖是食用部位

含有豐富的β胡蘿蔔素、維生素E、維生素K等的維生素類以及鈣、鉀和鐵等的礦物質，以及黏液素和聚甘露糖等的水溶性膳食纖維。

麻薏富含黏液素（水溶性膳食纖維），所含的膳食纖維的量大約是蒟蒻的18倍，對於緩解便祕並降低膽固醇很有效果。此外，每一百公克中的β胡蘿蔔素含量在蔬菜中最多，是麻薏的特徵。

麻薏的健康益處

若與營養豐富的菠菜相較，據說麻薏含有更豐富的營養，特別是具有抗氧化作用的β胡蘿蔔素、維生素C、維生素E和維生素K等。

例如，菠菜的β胡蘿蔔素為4200μg，而麻薏的β胡蘿蔔素為10000μg。麻薏所含的具抗氧化作用的維生素C幾乎是菠菜的2倍，而維生素E含量幾乎是菠菜的3倍。

此外，麻薏還可以促進碳水化合物的代謝，產生人體所需能量，含有可以幫助從疲勞恢復體力的維生素B_1，也有助於促進細胞的新陳代謝，含有維持黏膜機能，對生長發育有益的維生素B_2，有助於腦神經正常運作的維生素B_3，以及含有可以預防動脈硬化、緩解壓力的維生素B_5。甚至含有可以預防貧血、對於細胞或紅血球合成不可或缺的葉酸。

水煮細切後產生的黏液對身體有益

麻薏在水煮細切後會產生滑溜黏稠的黏液，這就是黏液素。快速燙煮後浸漬一下食用，或是做成湯品來享用。

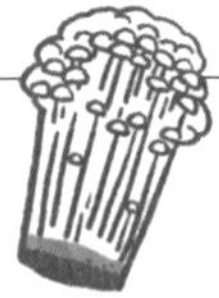

金針菇的成分與食用方法

不僅只有在吃火鍋的季節，一年四季在各種料理食譜中也常使用到「金針菇」。

像這樣白白細細的「美人型」菇類，質地卻是異常地強「勁」，就算充分地咀嚼，也經常還是有咬不斷的情形，或許大家都有這樣的經驗。

具有減少內臟脂肪的功效

從前以來，金針菇因為含有大量的菇類甲殼素（mushroom chitosan）以及大量膳食纖維，因此被推測可以刺激腸道蠕動，並減少體內多餘的脂肪，是具有高機能性的食物。

ＮＨＫ電視台的晨間節目中介紹過金針菇，我們也針對「金針菇能減少內臟脂肪的效果」進行研究，讓超過兩百五十名受試者飲用「金針菇粉末泡製而成的茶」三個月，特別觀察脂質代謝（新陳代謝症候群）的變化。

從研究結果得知，BMI值在26～28之間的男女，無論年齡，受試者的體脂肪都減少了。

此外，也使用CT電腦斷層檢查方式，將腹部脂肪分為內臟脂肪和皮下脂肪進行統計解析，發現只要有金針菇的萃取成分，就能積極有效地減少內臟脂肪。詳細請參閱本人其他著作《乾燥金針菇的健康法》（寶島社）。

從這些研究結果可得知，①可以減少內臟脂肪的成分來自於僅存在金針菇中的四種脂肪酸（亞麻油酸、α亞麻酸、棕櫚酸、十五酸）的複合體（金針菇亞油酸）。②形成一種減少內臟脂肪的機制，是金針菇可以活化與腎上腺素結合的β受體，來減少脂肪細胞。借助於金針菇的神奇力量，可以減少萬病根源的內臟脂肪。

金針菇的萃取成分對於減少內臟脂肪和皮下脂肪的效果（CT檢查）

●飲用含有金針菇亞油酸的金針菇茶之前　　●飲用3個月後

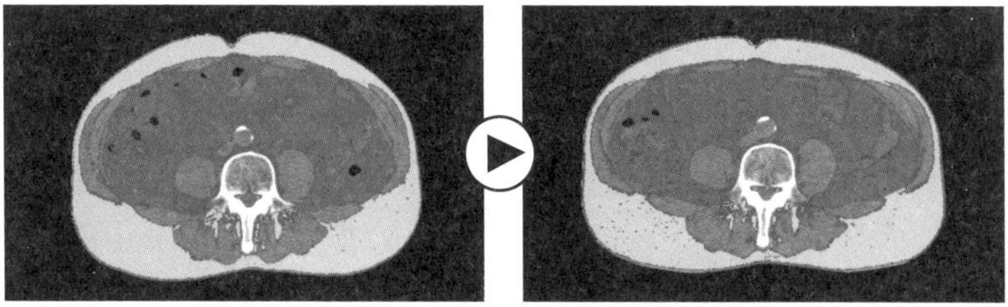

整體脂肪面積	439.30㎠
皮下脂肪區	206.57㎠
內臟脂肪區	232.73㎠

整體肪面積	365.84㎠
皮下脂肪區	185.18㎠
內臟脂肪區	180.66㎠

《以人體實驗研究藉由攝取菇類甲殼素營養補給品所產生的抗新陳代謝症狀的作用》（堀祐輔、清水隆麿、小池田崇史、渡邊泰雄）應用藥理73（3/4）245-253，2007

奇亞籽的成分與食用方法

奇亞籽乍看之下好像芝麻籽，是一種在南美栽培生長的植物種子。屬於唇形科的芡歐鼠尾草的種子，在南美是非常受歡迎的食物。被美國食品醫藥管理局（FDA）認可作為營養補充品的一種，在這樣小小一顆的奇亞籽中，其實紮實地蘊藏了豐富的營養素。

奇亞籽吸收水分後會膨脹至約8倍的大小，變成珍珠粉圓顆粒狀，咀嚼起來也像珍珠粉圓顆粒般的口感。這種滑溜有彈性的成分，在蒟蒻中也有，是一種稱作「葡甘露聚糖（glucomannan）」的膳食纖維。零膽固醇，只需少量就可以獲得飽腹感，可以當作節食時用的食品，也具有緩解便祕的作用。

可以輕鬆補充容易缺乏的營養素

奇亞籽的膳食纖維含量約為糙米的8倍，食用一大匙奇亞籽，大約等同攝取與萵苣300

克等量的膳食纖維，相當驚人。

除了膳食纖維之外，奇亞籽也富含鈣和鎂，以及許多人體經常缺乏的營養素。值得關注的是奇亞籽含有豐富的omega-3系的不飽和脂肪酸α亞麻酸。雖然在亞麻仁油中同樣富含α亞麻酸，但相較之下奇亞籽的卡路里低是一大魅力。

α亞麻酸是一種人體無法製造的「必需脂肪酸」。日本厚生勞動省建議每人每日的攝取量為男性2.1至2.4克，女性1.8至2.1克。奇亞籽的一大匙（約12克）中含有2.14克的α亞麻酸，因此，每天一大匙就可以達到建議攝取量。此外，奇亞籽還含有人體無法合成的九種必需胺基酸中的八種，可說是一種超級食品。

無論與哪一種食材都可以輕鬆搭配、攝取

奇亞籽幾乎聞起來和吃起來都無味，當膨脹地像珍珠粉圓時，質地口感也像珍珠粉圓。可以將奇亞籽撒在冰沙或甜點上，混進優格或湯，享用各種新鮮口感。在日常生活中可以輕鬆攝取，是奇亞籽的好處。

滑溜溜食材的保存方法

納豆

冷藏庫　常溫　冷凍OK

冷藏	基本上，放在冰箱冷藏庫，存放於10℃以下的溫度保存。
冷凍	直接將盒裝放入冰箱冷凍庫也可。為了防止乾燥和氣味散出，建議將盒裝納豆放入冷凍拉鍊袋，盡可能保持在密封狀態下冷凍是推薦的保存方法。
解凍	在冰箱冷藏庫中自然解凍。
重點	納豆菌即使在冷凍後仍能存活，因此幾乎不會降低營養價值。食用時只需解凍，納豆菌便會開始醱酵。但是隨著冷凍時間越長，美味度越低。

山藥

冷藏庫　常溫　冷凍OK

冷藏	用報紙等包起來，放在通風良好的陰涼地方。可以保存一個月以上，但在夏天溫度超過25℃時，建議放進冰箱冷藏庫的蔬菜保鮮箱中。
冷凍	可以直接帶皮放進冰箱冷凍庫，甚至削皮後再冷凍也可以。削皮過，磨成泥狀或是切成易於食用的大小後，再放進冰箱冷凍庫，非常方便。
解凍	當要食用時自然解凍。
重點	如果量很多，可先研磨成山藥泥，再細分成小包裝，放進冰箱冷凍庫中保存，這樣一來，要使用山藥泥時，可以立即使用需要的量。

Preservation method ｜ 分享給大家的祕訣與重點

秋葵

冷藏庫　常溫　冷凍OK

常溫	基本上，不放在冰箱冷藏庫，而是放在室溫下保存。用報紙等包起來，放在陰涼的地方。食用前先放在冰箱中冰鎮。
冷藏庫	如果放進冰箱冷藏庫中，建議存放在蔬菜保鮮箱。先放塑膠袋中或是用報紙包裹，再放在蔬菜保鮮箱中。也可將秋葵先切好，放進密封盒或密封袋，再放進冷藏庫。因為切過，建議在2～3天內吃完。
冷凍	生鮮時可以直接冷凍保鮮。或是可以切好後直接冷凍。放入冷凍袋中，把空氣排出成密封狀態。
解凍	當要食用時自然解凍。
重點	是一種在溫暖地帶採收的蔬菜，因此易受乾燥和低溫的影響，5℃以下就容易導致低溫損傷，要特別留意合適的保存方法。

麻薏

冷藏庫　常溫　冷凍OK

冷藏	是無法持續保存很長的滑溜溜食材之一。購買後建議包裹在濕潤的廚房用紙巾中，放入塑膠袋中，再存放在冰箱冷藏庫的蔬菜保鮮箱中。
冷凍	先用熱水快速燙煮一下，然後瀝乾去除水分後放入冷凍密封袋中。依照每次需要使用的量，分裝小包裝再冷凍的話比較方便。

海藻

冷藏庫 常溫 冷凍OK

冷 藏	生的海藻可以放在冰箱冷藏庫保存。不洗直接冷藏，等需要食用時加入熱水燙過再食用，或是先用熱水燙過成可以食用的狀態後，再放進冷藏室保存，不管哪一種，建議在2～3天內吃完。
冷 凍	適用於冷凍庫保存。沒有清洗直接冷凍，或是燙煮過再冷凍都沒有關係。可以冷凍保存大約六個月。盒裝的市售海藻，直接以盒裝狀態放進冷凍庫保存即可。
解 凍	要食用時自然解凍即可。
重 點	如果是生的海藻，可以先切好，用熱水燙過後再冷凍。如此一來，解凍後可以立即食用，對忙碌的人來說，特別方便。

海蘊

冷藏庫 常溫 冷凍OK

常 溫	基本上，不要放在冰箱冷藏庫，而是放在室溫下保存。用報紙等包起來，放在陰涼的地方。食用前先在冰箱中冷卻。
冷 藏	盒裝的海蘊以冰箱冷凍庫來保存。
冷 凍	細分小包裝放入塑膠袋再冷凍。盒裝的市售醋漬海蘊，可以直接放進冷凍庫保存，有調味過的醋漬海蘊也可以冷凍保存。
解 凍	要食用時自然解凍即可。

金針菇

冷藏庫　常溫　冷凍OK

冷 藏	為了不要讓金針菇變得乾燥，可以放進密封袋中，用冷藏庫保存。大約3天內吃完。
冷 凍	切除根部，再切成易於食用的長度，呈現散亂狀態，放進密封袋，再冷凍。
解 凍	不管炒或煮，可以不用解凍直接料理。解凍後會發黏，如果要解凍，以自然解凍方式即可。
重 點	在天氣晴朗的日子裡，可以進行兩小時以上的自然乾燥，變成乾乾的「金針菇乾」後方便保存。無論是切細後入菜，或是熱水泡成茶飲，都可以發揮健康效果。

奇亞籽

冷藏庫　常溫　冷凍OK

常 溫	在室溫下開封後，小心不讓濕氣進入，可存放在密封容器中防潮，然後放在陰涼處保存。
冷 藏	加水恢復原型的奇亞籽，可放進密封容器中，以密封狀態在冷藏庫保存，大約可以存放2週。

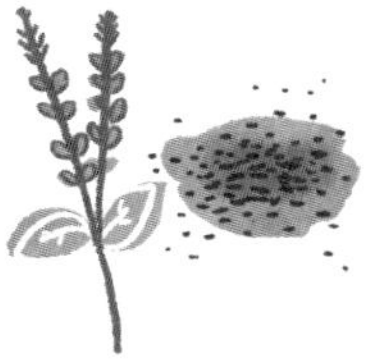
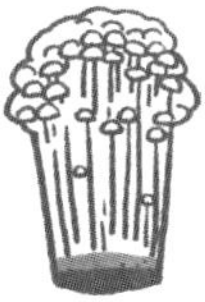
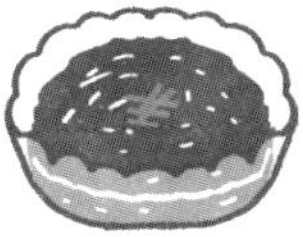
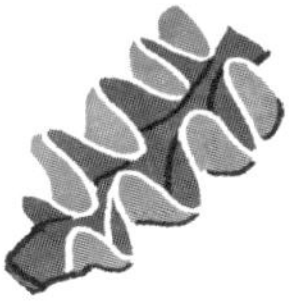

COLUMN 3

〔 滑溜溜食材雜談❷ 〕

納豆與什麼搭配好呢？

若購買市售盒裝納豆，裡面都會附有醬汁和黃芥末醬吧。

當然會有很多人是直接這樣搭配吃，然而因為人人各自有不同的習慣和喜好，有的人會更換調味料，或是與其他食物混合一起食用。例如，在日本東北地方，在納豆中加糖似乎是一種流行的食用方式。如果不習慣這種吃納豆方式的人，可能多少會感到一點點驚訝。

日本全國納豆協同組合連合會表示，「添加糖會讓納豆黏性大增」。據說是因為納豆中所含的麩胺酸等滑溜黏稠成分，一旦與糖結合，黏稠威力會大增，功效再加強。

日本料理中有很多是善用甜味製作出的菜餚。若以健康效果考量，如果想增添甜味，建議使用寡醣而不是一般的糖，嘗試看看「納豆＋寡糖」吧。

此外，使用「芥末醬」或「柚子胡椒醬」取代黃芥末醬 ，會產生辛辣口感，如果使用梅子，則會有清爽口感。嘗試用各種食物來搭配，讓享用納豆的趣味再擴大。

第4章

附錄

有益身體的滑溜溜食材食譜

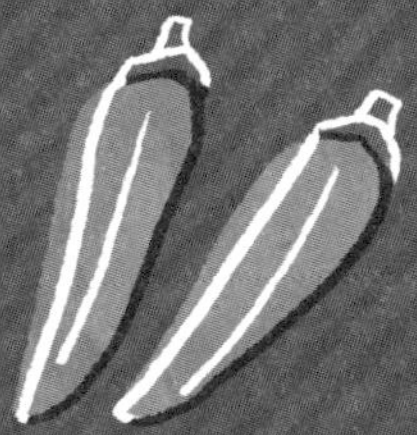

RECIPE 01

納豆泡菜飯

只用冰箱冷藏庫中隨手可得的食材
就可以製作出最強「滑溜黏稠飯」

只需將納豆和泡菜混合放在米飯上即可。

不只是美味，可以發揮雙重醱酵威力，促進新陳代謝，並具有燃燒脂肪的作用。

泡菜中所含的乳酸菌都可以是維持存活的狀態抵達腸道，因此具有出色的整腸作用以及排出廢物的解毒功效。

與納豆一起食用會產生相乘作用，改善腸道環境。這道食譜不僅利用麻油添增韓式風味，而且納豆加上泡菜讓整體份量更完美！如果喜歡的話，也推薦撒上碎海苔或淋上辣油。

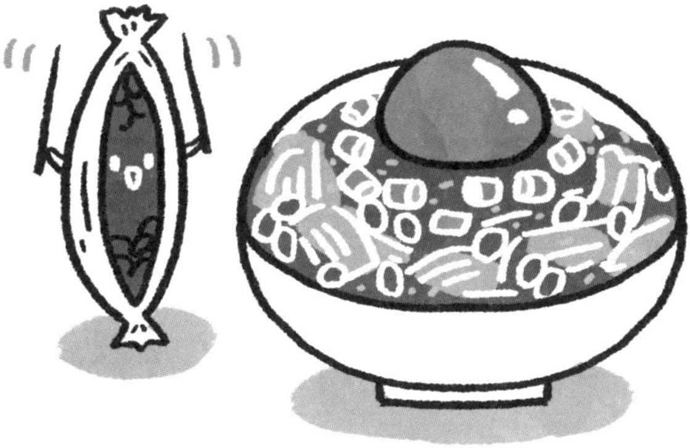

材料（1人份）

米飯 … 1碗
納豆 … 1包（約50克）
泡菜 … 適量（與納豆差不多）
細蔥 … 適當
麻油 … 1小匙
生蛋黃 … 1個
白芝麻 … 一點
碎海苔 … 一點

製作方法

1 將醬汁放入納豆中，攪拌均勻。加進泡菜。將蔥切段成細輪狀。

2 將米飯盛進碗中，放上**1**的納豆泡菜。

3 撒上芝麻油，並將生蛋黃打在正中央。

4 在蛋黃周圍撒上蔥、白芝麻和碎海苔。

RECIPE 02

滑溜溜三重奏的健康燒烤

結合三種滑溜溜食材
健康效果變3倍

山藥泥混拌麻薏與秋葵一起燒烤，變成具有高營養價值的一道菜餚。鬆鬆軟軟的口感，讓不習慣食用麻薏的人，也可以輕鬆享用到的美味。非常適合當作零食。

不僅具有讓人從疲勞恢復體力的作用，而且富含鉀和鈣，以及豐富的膳食纖維，具有良好整腸作用，也有助於預防和消除便祕。三種成分的相乘作用下，具有抗氧化和降低膽固醇的效果。也可依照個人喜好，添加納豆、鹿尾菜、海帶等海藻類。

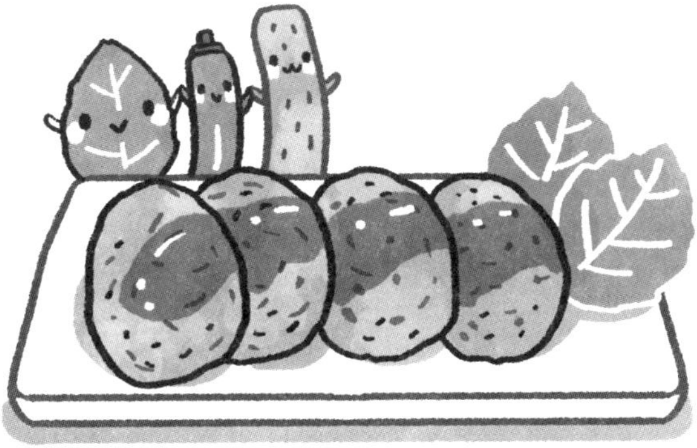

材料（2～3人份）

麻薏 … 1束
秋葵 … 6條
山藥 … 250克
烤白芝麻 … 1大匙
沾麵醬汁（3倍濃縮）… 3大匙
雞蛋 … 1顆
麵粉 … 50克
芝麻油 … 適量
柚子醋 … 適量

製作方法

1 將麻薏的莖切除，細切後放入耐熱碗中，覆上保鮮膜，在600W微波爐中加熱約3分鐘。

2 將秋葵切成薄輪狀，將山藥100克切成5厘米正方體，放入**1**的碗中。

3 將剩餘的150克山藥研磨成泥，加入**2**並混合。

4 將沾麵醬汁和烤白芝麻加至**3**混合，加入打好的雞蛋汁和麵粉，充分混合。

5 在煎鍋中加熱麻油，用湯勺將**4**的麵糰汁流入鍋中，形成直徑約7～8公分的圓餅狀，蓋上鍋蓋繼續小火燒烤，待出現燒烤顏色時翻面，兩面輪替燒烤。

6 盛到盤子上，撒上喜歡的醬汁，例如柚子醋。

RECIPE 03

辣美乃滋柚子醋
拌秋葵

不需開火的省時配方
緩解便祕也預防高血壓

秋葵可以生吃，因此不用燙煮就可以食用。可以抹上薄鹽，用手壓著秋葵在切菜板上快速滾動，再摘除冠部，之後只需混合其他材料即完成。不需開火，也可以製作一盤配菜。若依照個人喜好將秋葵燙煮過食用也OK。燙煮時，顏色一有改變，即可迅速地從熱水中撈起，放進冷水中冷卻。

秋葵富含鈣質，是一種營養豐富的蔬菜。可以緩解便祕和預防高血壓，對於維持健康有很大的功效，還能促進頭髮生長，因此非常推薦。

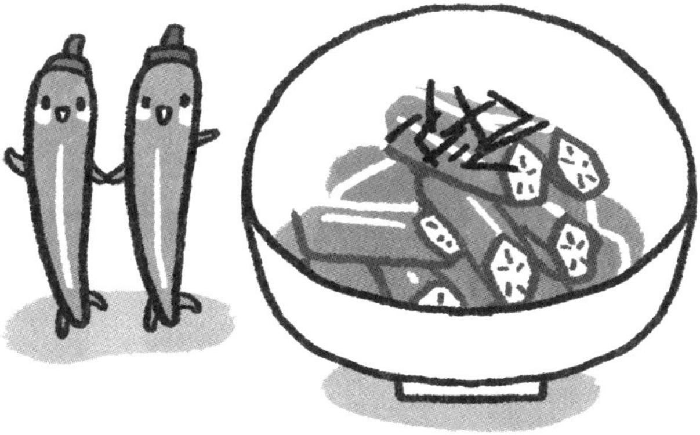

材料（2人份）

秋葵 … 10條
鮪魚罐頭 … 2大匙
美乃滋 … 1大匙
柚子醋 … 1大匙
七味唐辛子（辣椒粉）… 適量
碎海苔 … 適量

製作方法

1 秋葵抹上少許鹽，用手壓著秋葵在切菜板上快速滾動。將鮪魚罐頭的油瀝乾。

2 快速清洗秋葵，切除冠部，每一條斜切成兩等份。

3 在美乃滋、柚子醋中撒上七味唐辛子（辣椒粉），全部混合成調味醬。

4 將罐頭鮪魚，**2**的秋葵和調味醬放入碗中攪拌。

5 放進食用碗中，撒上碎海苔。

RECIPE 04

滑溜溜生鮪魚泥蓋飯

可自由搭配食材
鋪在白飯上做成蓋飯也好吃！

說到「山蓋飯」，會想到山藥泥和鮪魚生魚片的日式蓋飯，不只山藥泥，鮪魚也具有滑溜黏稠的特性，因此相互組合起來，整體調性很相符。也可再添加秋葵，或是將鮪魚剁成泥狀。此外，若再加上海蘊、海苔，就像是所有滑溜溜食材的代表巨星齊聚，成為一道陣容堅強的重量級菜色。

另外，也可以只將山藥一半的量研磨成山藥泥，入口時同時享受不同食材的質感。若再加點和風調味，例如淋上芥末醬油，讓口感有層次。

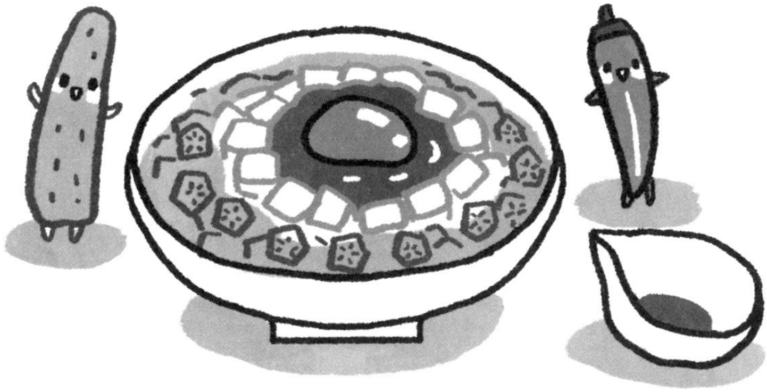

材料（1人份）

鮪魚生魚片 … 50克（紅肉部分）
秋葵 … 3條
山藥 … 約5公分
鵪鶉蛋…1顆
白飯 … 在蓋飯專用碗中盛入鬆鬆的一碗飯
〇韓式紅辣椒醬（將下方食材混合）
　韓式紅辣椒醬 … 1小匙
　醬油 … 1小匙
　蜂蜜 … 一點
　麻油 … 1/2小匙
　白芝麻 … 一點

製作方法

1 秋葵抹上少許鹽，用手壓著秋葵在切菜板上快速滾動。快速沖去秋葵上的鹽，切成細輪狀（快速燙煮一下也ＯＫ）。

2 山藥去皮，去芽眼。

3 將鮪魚生魚片切成小塊狀，並與韓式紅辣椒醬混合。

4 將秋葵、山藥、生鮪魚鋪在白飯上，並加上鵪鶉蛋。食用時，先整體均勻攪拌後享用。

RECIPE 05

海藴拌豆腐漢堡包

控制卡路里
健康的日式風味

在日式漢堡中加入海藴，帶來獨特的咀嚼感。不只是使用碎肉泥，再加上板豆腐，是一道可以控制卡路里熱量的健康食譜。此外，用麻油煎烤讓風味更豐富。依照個人喜好，改用沙拉油也可以。

板豆腐有很多水分，必須確實地瀝乾是關鍵。雖然醬汁是加入豆瓣醬的辣味醬，若是小孩或年長者食用，可以酌量調整豆瓣醬的比例以降低辣味。

因為有海藴的作用，這一道食譜對於預防胃炎、胃潰瘍，以及便祕腹瀉很有幫助。

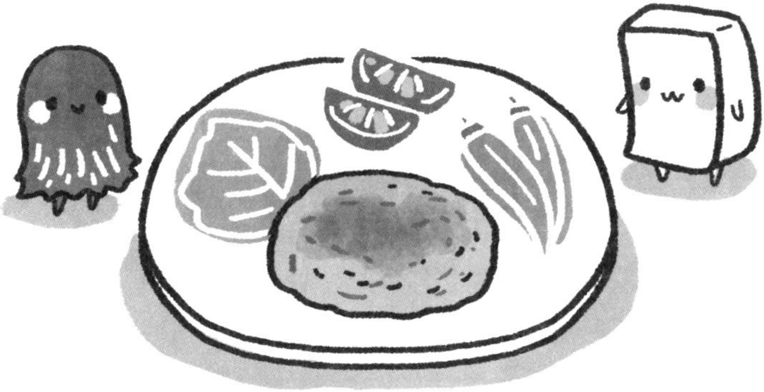

材料（2人份）

碎肉泥 … 200克
板豆腐 … 100克
海蘊 … 1/2杯
洋蔥 … 1/2顆
胡蘿蔔 … 1/2條
雞蛋 … 1顆
麵包屑粉、太白粉 … 適量
鹽和胡椒粉 … 一點
麻油 … 1大匙
〇辣醬（將下方材料混合）
醬油 … 3大匙
豆瓣醬 … 1小匙
白芝麻 … 1小匙

製作方法

1 徹底將板豆腐水分瀝乾去除。

2 將海蘊、洋蔥和胡蘿蔔切細碎。

3 在600W的微波爐中將洋蔥加熱約40秒鐘，然後擠乾水。

4 在碗中，加入絞碎的肉泥（加鹽和胡椒粉調味處理過）和**1**至**3**的配料，充分混合，加入雞蛋再混合。

5 加入麵包屑粉並充分混合，確認硬度的同時一點一點地添加太白粉。

6 將**5**分成兩半，各捏成圓形漢堡肉餅，將麻油加入煎鍋中，均勻雙面煎烤漢堡肉餅。加入辣醬，同時避免燒焦。

7 盛盤上桌。

RECIPE 06

海苔包納豆炸物

普通的納豆只需一點小巧思
與海苔一起變身最佳炸物搭擋

大家熟悉的納豆，總是被直接食用，若能變身炸物，將是絕佳美味。起一鍋油炸鍋，如果沒有炸到炸物中央熱透也沒有關係，因此不需花費很多時間。這道食譜不只可以當作正餐配菜，當成零食也很受歡迎。

因為炸前先沾過沾麵醬汁，直接食用也很美味，或是依照喜好，淋上一點醬油，或是加上蘿蔔泥，也很推薦。

納豆富含維生素K，可以有效預防骨質疏鬆症，讓我們享受各種吃納豆的樂趣吧。

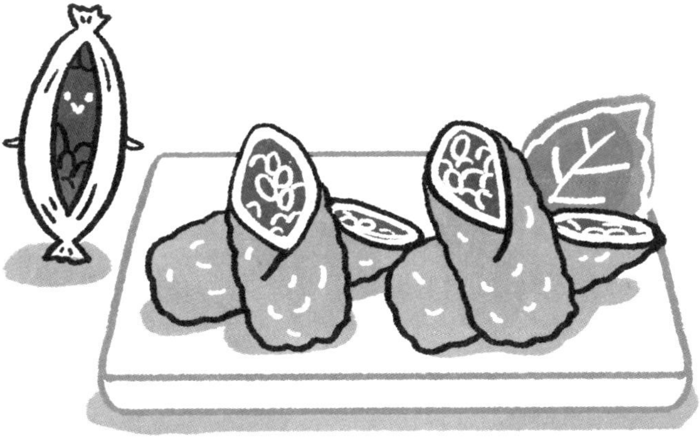

材料（1人份）

熟成的大顆粒納豆 … 1盒
沾麵醬汁 … 一點
海苔 … 1片
炸物外層麵糊 … 適量

製作方法

1 熟成的大顆粒納豆中加入沾麵醬汁，攪拌混合。

2 攤開海苔，將納豆細細長長地橫向鋪在靠近自己的一端，捲起海苔並確認納豆沒有掉落出來，將左右兩端折起後，再緊實地滾捲到底。

3 捲完後用水弄濕兩端使其黏合，從上方輕輕壓實，讓整體厚度均勻。

4 外層裹上麵糊，進油鍋炸。

5 炸好起鍋後，用菜刀從中心斜切，盛盤上桌。

RECIPE 07

芝麻美乃滋清拌和布蕪牛蒡

使用市售盒裝的和布蕪輕鬆製作沙拉
有助於預防花粉症和感冒

結合和布蕪與牛蒡，成為具有不同口感的美味沙拉。和布蕪的黏稠成分，與混入白芝麻糊的美乃滋是完美組合。關鍵是調味需要隱隱帶有壽司醋的些微甘甜味。如果是牛蒡生產的季節，使用新鮮年蒡會進一步提升美味度。

這是一道含有大量膳食纖維，以及豐富維生素和礦物質的食譜。市售盒裝的和布蕪可以直接食用。因為可以增強免疫力，特別推薦在花粉症和流感季節食用。

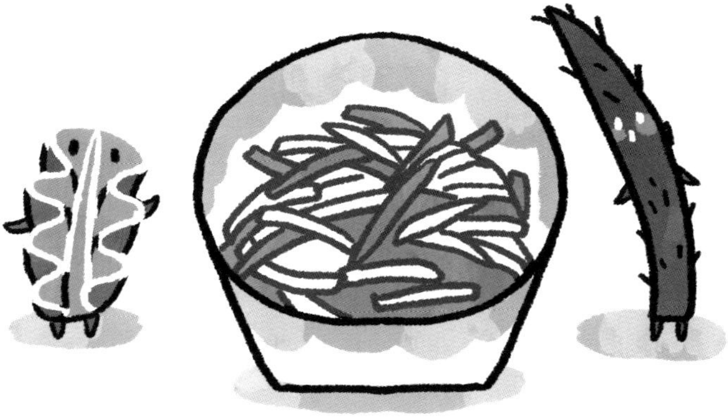

材料（1人份）

牛蒡 … 1/2條
胡蘿蔔 … 1/4條
和布蕪 … 1盒
○芝麻美乃滋
　美乃滋 … 1大匙
　白芝麻糊 … 1小匙
　壽司醋 … 1又1/2小匙
　醬油 … 1/2小匙
　黃芥末籽醬 … 1小匙

製作方法

1 用刷子將牛蒡洗淨，切成4公分長細條狀。浸水除去上方浮起雜質，用漏勺撈起。

2 胡蘿蔔去皮，像牛蒡一樣切細條狀。

3 在碗中混合「芝麻美乃滋」的配料。

4 將牛蒡放入熱水中，煮沸後續煮1分鐘，加入胡蘿蔔。再次煮沸後，用漏勺撈起，加入**3**的碗中攪拌。

5 將和布蕪加入**4**中，快速攪拌混合後即可盛盤上桌。

RECIPE 08

柿子地瓜的秋季沙拉

帶有秋天滋味的清爽優格風味
富含維生素C，具有美肌效果

只需將柿子和地瓜，以優格風味的醬料混合即完成。是一道簡單而多彩的健康美麗沙拉。如果在沙拉上撒核桃等堅果裝飾，會是一道適合宴客的季節料理。

柿子也是滑溜溜食材的成員之一，是維生素C的寶庫，可以期待柿子帶來的美肌功效，例如預防斑點和雀斑。柿子不僅可作為水果直接食用，也可作為蔬菜加入沙拉食用的美味食物。除了與地瓜的組合之外，可搭配蕪菁（大頭菜）變成另一種沙拉，也很推薦。

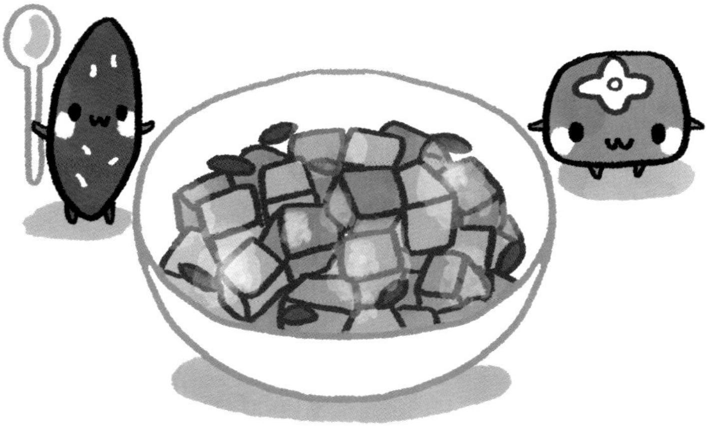

材料（2人份）

柿子 … 1顆
地瓜 … 1/2顆（120克）
○優格美乃滋配料
　原味優格 … 2大匙
　美乃滋 … 1/2大匙
　檸檬汁 … 1小匙
　楓糖漿（或蜂蜜） … 1小匙
　鹽 … 一點
核桃堅果類 … 1/2大匙
葡萄乾 … 1/2大匙

製作方法

1 將柿子和地瓜切成1.5公分的正方體。

2 將地瓜過熱水燙煮後，在600W的微波爐中加熱約3分鐘。

3 混合優格美乃滋配料。

4 將地瓜和柿子放入**3**中混合，盛盤上桌，並依喜好撒上核桃堅果和葡萄乾裝飾。

RECIPE 09

椰子油奇亞籽湯

熱門話題食物的奇亞籽，
加入初榨椰子油的健康湯品

號稱超級食物的奇亞籽具有健康美容的神奇效果，傳聞可與初榨椰子油、昆布茶等受歡迎的食材，組合成一道健康湯品。

奇亞籽吸收水分時會膨脹，帶來黏稠口感。奇亞籽具有改善腸道功能的作用，對節食也有效。另外，椰子油中所含的中鏈脂肪酸，具有燃燒脂肪作用，而且不會累積在體內。製作方法簡單，為了維護健康，請一定要試看看。放入湯的材料除了海帶之外，也可依喜好加入燙過的蔬菜或撒上蔥花等等。

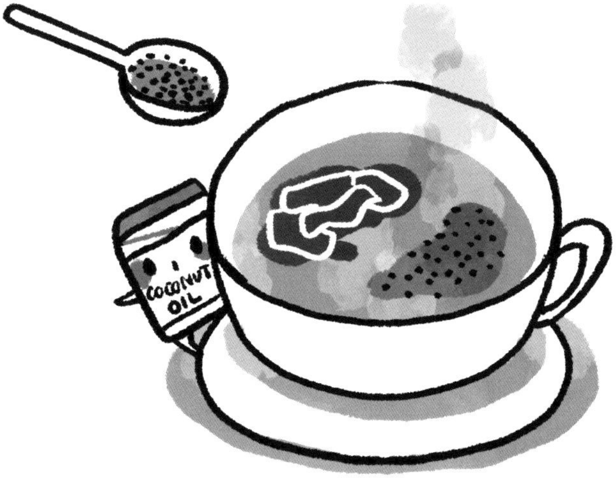

材料（1人份）

奇亞籽 … 1/2小匙
初榨椰子油 … 1小匙
昆布茶（粉狀）… 1/2小匙
豆渣粉 … 2大匙
海帶（還原後）… 適量
黑胡椒 … 一點
熱水 … 350㎖

製作方法

1 在容器中，加入豆渣粉和昆布茶，倒入沸騰熱水並攪拌混合。

2 將奇亞籽、初榨椰子油和海帶加入**1**中，充分攪拌，撒上黑胡椒，等待4～5分鐘。

3 豆渣粉和奇亞籽完全浸透後，出現黏稠感即完成。

Solution Book 124

滑溜食療的慢老奇蹟

增強免疫×遠離三高×預防失智，一天吃一份，讓你從根本變年輕

作者｜渡邊泰雄、石毛敦
監修｜都築仁子
審訂｜陳建斌
翻譯｜S.S.
責任編輯｜陳顗如
美術設計｜Joseph
行銷企劃｜張瑋秦、李翊綾

發行人｜何飛鵬
總經理｜李淑霞
社長｜林孟葦
總編輯｜張麗寶
副總編輯｜楊宜倩
叢書主編｜許嘉芬
出 版｜城邦文化事業股份有限公司麥浩斯出版
地 址｜104 台北市中山區民生東路二段141號8樓
電 話｜02-2500-7578
Email｜cs@myhomelife.com.tw
發 行｜英屬蓋曼群島商家庭傳媒股份有限公司城邦分公司
地 址｜104 台北市中山區民生東路二段141號2樓
讀者服務專線｜0800-020-299　讀者服務傳真｜02-2517-0999
Email｜service@cite.com.tw
劃撥帳號｜1983-3516
劃撥戶名｜英屬蓋曼群島商家庭傳媒股份有限公司城邦分公司
香港發行｜城邦（香港）出版集團有限公司
地 址｜香港灣仔駱克道193 號東超商業中心1樓
電 話｜852-2508-6231
傳 真｜852-2578-9337
馬新發行｜城邦（馬新）出版集團Cite(M) Sdn.Bhd.
地 址｜41, Jalan Radin Anum, Bandar Baru Sri Petaling,57000 Kuala Lumpur, Malaysia
電 話｜603-9056-3833
傳 真｜603-9057-6622
總經銷｜聯合發行股份有限公司
電 話｜02-2917-8022　傳 真｜02-2915-6275
製版印刷｜凱林彩印事業股份有限公司
版 次｜2020年5月初版一刷
定 價｜新台幣299元

國家圖書館出版品預行編目(CIP)資料

滑溜食療的慢老奇蹟：增強免疫×遠離三高×預防失智，一天吃一份，讓你從根本變年輕 / 渡邊泰雄, 石毛敦作 ; S.S.翻譯. -- 初版. -- 臺北市 : 麥浩斯出版 : 家庭傳媒城邦分公司發行, 2020.05
面；　公分. -- (Solution book ; 124)
ISBN 978-986-408-596-5(平裝)
1.健康飲食 2.食療
411.3　　109004779